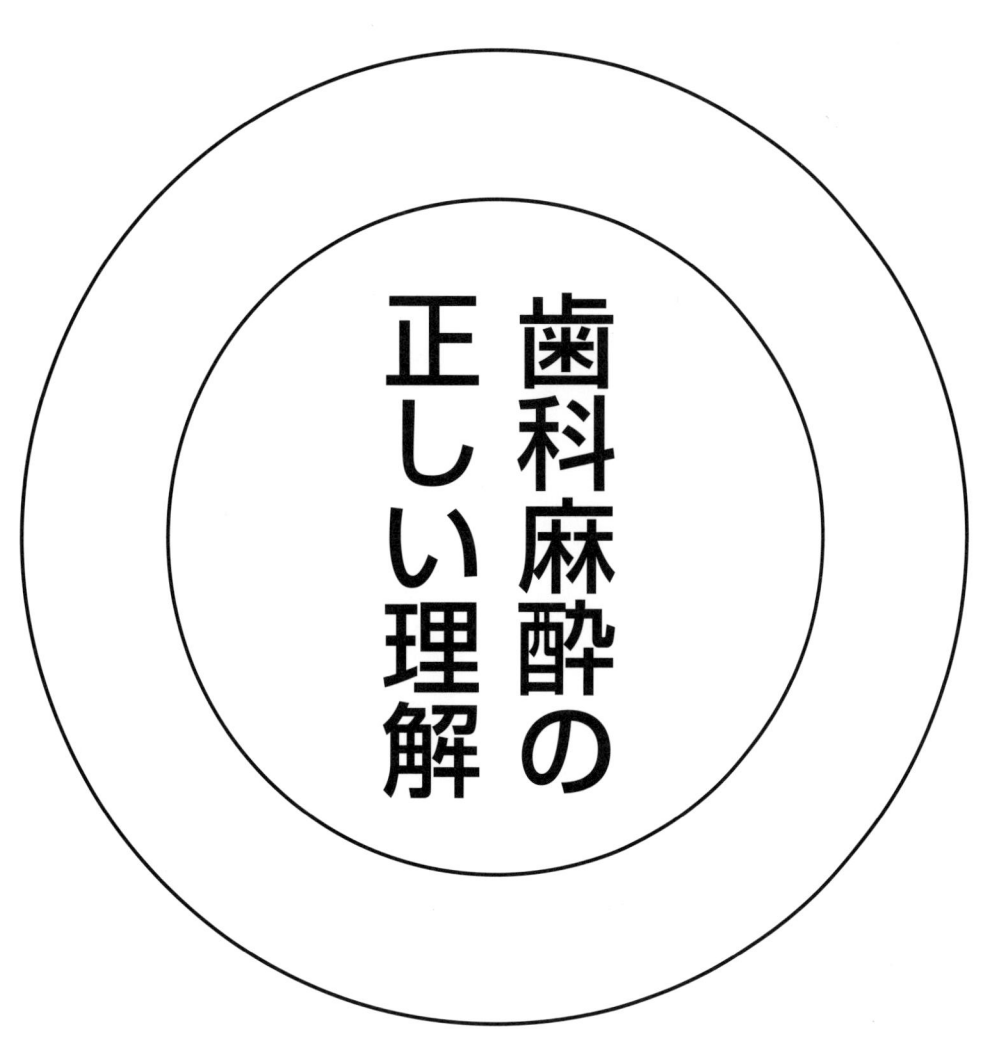

監修　海野 雅浩
編著　深山 治久
　　　大井 久美子
　　　佐久間 泰司
　　　嶋田 昌彦
　　　長坂　　浩
　　　三浦 雅明
　　　吉田 和市

財団法人 口腔保健協会

序　文

　現在，数多くの歯科麻酔学に関する書籍が出版されている．大部な教科書，ハンドブック，マニュアル本，絵入りの解説本など多種多様である．しかしながら学生はどれを選んでよいのか戸惑うのが実情であろう．部厚い教科書は情報量は多いが，どの情報が重要なのかが学生には分かりにくい．基礎知識がなければとても読み通すことは困難であり，完全に理解するのは大変である．一方マニュアル本は日ごろ麻酔臨床に従事する麻酔医や研修医には有用である．しかし麻酔臨床の現場を知らない学生には不向きである．さて解説本はどうであろうか．数多くの写真，絵入りで説明がなされており，視覚的に分かりやすい体裁となっている．しかしながら解説本だけで，学生が理解するには基礎的な情報量が不足している．いままでに手頃なボリュームで学生が読み通せて，なおかつ基本的な知識を吸収できる本は少なかった．

　本書はこれから歯科麻酔学を学ぼうとする学生が読み通すことができ，基本的な知識が習得できるように企画編集した．本書の構成は全身状態評価，局所麻酔，精神鎮静法，全身麻酔，モニタリング，ペインクリニック，心肺蘇生法の7項目からなっており，大部な教科書とほぼ同じ構成である．本書を読み通すことで麻酔の基本概念が十分理解できるだけでなく，歯科麻酔学に関する必要不可欠な基礎知識は十分に習得することができる．Up to dateな話題にも触れている．また本書に収載されている麻酔に関する学術用語を習得すれば専門的な麻酔の記事や論文を読むこともできる．

　また本書は手軽に持ち運びができ，手頃な厚さなので研修医あるいは麻酔を専攻した新人へのハンドブックとしての活用も十分期待できる．臨床業務の傍らで疑問に感じたこと，分からないこと等を調べるにも便利であろう．

　読者は本書を手にして写真，イラスト，図が少なく，文章による記述が多いことに気づくことと思う．敢えて文章による説明を多くしたのである．学術書の世界においても活字離れが著しい．とりわけ入門書，解説書は文章を減らして写真，イラスト，図表など視覚に訴えて理解させようとする傾向が強い．本書はそうした流れと一線を画し，もう一度活字になじみ，活字を通して内容を理解してもらうことを意図した．文章を読むことによって論理的な記述を理解し，論理的思考を促すことができるからである．本書を教科書としてだけでなく解説書として活用して頂ければ幸いである．

2008年　7月

海野　雅浩

歯科麻酔の正しい理解
CONTENTS

I 全身状態評価 ……1
1. 医療面接 …… 1
2. 全身状態評価 …… 2
3. 理学検査と呼吸・循環器系の評価 …… 3
4. 血液一般検査と血液生化学検査 …… 10
5. 尿検査 …… 14
6. その他の検査 …… 15

II 局所麻酔 …… 16
1. 局所麻酔薬 …… 16
2. 血管収縮薬 …… 22
3. 安定化剤と防腐薬 …… 24
4. 局所麻酔用の注射器と注射針 …… 24
5. 局所麻酔法 …… 26
6. 偶発症とその対策 …… 32

III 精神鎮静法 …… 40
1. 精神鎮静法の概念（Psychosedation） …… 40
2. 笑気吸入鎮静法 …… 40
3. 静脈内鎮静法 …… 44

IV 全身麻酔 …… 48
1. 術前処置と麻酔前投薬 …… 48
2. 吸入麻酔 …… 52
3. 静脈麻酔 …… 54
4. 筋弛緩薬 …… 56
5. 気道の確保 …… 59
6. 全身麻酔の合併症 …… 63
7. 外来全身麻酔 …… 66

Ⅴ　モニタリング 74
1. 中枢神経のモニタリング 74
2. 呼吸のモニタリング 75
3. 循環のモニタリング 79

Ⅵ　ペインクリニック 84
1. ペインクリニックにおける診察法 84
2. 疼痛性疾患 86
3. 麻痺性疾患 93

Ⅶ　心肺蘇生法（救急蘇生法） 96
1. 心肺蘇生法とは 96
2. 一次救命処置（Basic Life Support；BLS） 96
3. 二次救命処置（Advanced Life Support；ALS） 108

索　引 116

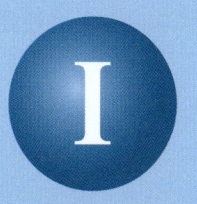 全身状態評価

1. 医療面接

1) 目的

　従来の問診は，詳細な病歴を取ることで診断の補助とし，これに身体的な所見を加味して，より正確な診断を下すことが目的であったが，最近はこれに加えて人間として患者に接して信頼関係を築くことも重要な要素となってきた．すなわち，患者の身体的状態を把握するのみならず，心理社会的背景などを知ることによって，患者は理解してもらえたと感じ，はじめて患者は医師を信頼する．

　医学的所見だけを重要視する従来型の方法が問診で，それに加え，患者との信頼関係を確立することを重要な目的とするのが医療面接といえる．さらに，医療面接は患者教育や治療への動機づけが上手に行える点でも有利である．

　具体的には，まず患者に積極的に話をさせ，医師は聞き役に回り，話が続くように「それからどうしましたか」と，話を進めながら聞く．医師は共感したり，支持したりしながら患者に接し，心配していることを自由に尋ねさせる．最後に，正確で詳細な病歴を得るために，直接的な質問を重ねて医学的に必要な情報を聞き出す．あらかじめ問診表を渡して基本的な情報は入手しておくのが一般的である．

　ただし，問診表に問題がないというだけで医学的な情報が十分に得られたと考えたり，医療面接が終了したと考えたりするのは誤りである．

　また，対象となる患者は必ずしも十分なコミュニケーションのとれる健常者だけではない．このような場合は，家族や保護者などからの情報が頼りになる．また，健常者であっても未成年者への医療面接は保護者立会いのもとで行われる．

2) 医療面接の理想的環境

　医療面接を行う場所は患者のプライバシーが十分に保てる環境になければならない．歯科ではユニットどうしが隣接している場合が多く，プライバシーは保たれない．個室が理想であるが，少なくとも衝立やカーテンは必須であろう．

　患者の表情や仕種に注意を払うために，物理的に患者とどう対座するか，すなわち医師と患者の位置が重要である．位置関係では医師と患者が90°の角度をなす（90度法）のが最も抵抗なく重要なことがらを話し合える．いわゆる，机の角（カド）を使えといわれるものである．また，医師の椅子と患者用の椅子に優劣をつけてはならない．

3) 医療面接の進め方

　まず，顔がみえるようにマスクを取り，挨拶と自己紹介をしてから患者の氏名を確認する．それから診察の必要性と内容を患者が理解できるような平易な言葉で説明し，同意を得る．その際，患者がリラックスできるように緊張させないような環境づくりにも配慮することが必要である．患者の顔を深刻な形相で凝視することは避け，何気ない視線を投げかけるようにするとよい．また，あまりにも馴れ馴れしい言葉遣いや慇懃無礼にあたるような言葉遣いも慎まなくてはならない．特に人生の先輩である高

齢者には，目上としての言葉遣いを心がける．

2. 全身状態評価

1）問診

(1) 既往歴

患者個人の過去の健康状態ならびに罹患疾患についての履歴を記録する．また，各種疾患の罹患時の年齢，治療経過，後遺症について聞く．特に麻酔や全身管理上の危険因子（心疾患，高血圧，糖尿病，脂質異常症，脳神経疾患，喘息，アレルギー，出血性素因，麻酔時の異常，喫煙歴など）を時系列に沿って詳細に聞く．

(2) 家族歴

家族や近親者についての健康および疾病についての情報を聴取する．疾病の家族内発生の状況から，悪性高熱症や悪性症候群をはじめとする疾病の遺伝性，伝染性，環境の影響などを知る．家族歴の聴取は，父母，兄弟姉妹，近親者などの既往も必ず問診する．

(3) 現病歴

患者の主訴となっている疾患の原因および誘因，発病の時期と症状，病状と随伴症状の推移，受診までの治療経過を記載する．具体的には部位，発病の時期，発病時の状態，現在までの経過，治療などの処置を聞く．症状については①病気の始まり：when，②部位や状況：where，③病状や所見，検査データ：how，④病態に影響する随伴症状，などを聞き出す．

(4) 常用往薬剤

現在処方されている薬剤や今までに服用したことのある薬剤を聞く．服用薬剤については用法，投与量，作用について把握しておく．また，使用する麻酔関連薬との相互作用の有無の確認や検索も大切である．

(5) 現在の健康状態

患者自身による評価を聞く．全般として健康か，疲れやすいか，食事は規則的においしく取れるか，睡眠は十分か，運動をしているか，体重の変化があるかを患者に応じて聴取する．日常生活動作（Activity of Daily Living；ADL）を問うことも高齢者には有効である．女性の場合は最終月経も参考にし，妊娠していないかを確認する．また，授乳の有無についても問診しておく．

2）診察

(1) 一般的診察

視診（発育，栄養，顔貌，眼瞼，結膜や皮膚の色，発疹など），聴診（心音，血管音，呼吸音，腹部のグル音など），打診（胸部：肺，心臓，胸水腹部：腹水など），触診（リンパ節，甲状腺，腹部臓器，皮下浮腫など）を行う．

(2) 開口度

最大に開口させたときの上下顎中切歯切端間のスペースを開口度という．通常『○横指』と表現される．開口度は気管挿管の困難さを予測する重要な因子である．1横指（拇指の幅）2横指（示指と中指の幅），3横指（示指と中指，薬指の幅）4横指（拇指以外の4指の幅）と表現する．喉頭鏡のブレードを挿入できるか否かも調べておく．

(3) 気道の評価

気道を評価するために頭部を後屈することができるか，頸部が伸展できるか，首を後屈することができるか，口腔内所見ではどのくらい開口できるかなどを確認しておく．これらは気管挿管の困難さを予測するために役立つ．術前から挿管困難が予測されれば，気管切開，ファイバー挿管，逆行性誘導挿管法などを考慮しておく．最大開口時に舌を突出させた所見（マランパティの分類）も，挿管の難易度予想法に有効である（図Ⅰ-1）．

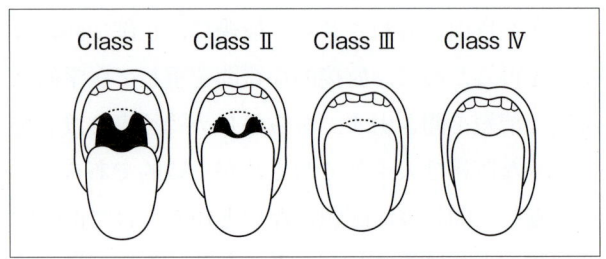

（Samsoon GL et al.：Difficult tracheal intubation：a retrospective study. Anaesthesia, 42（5）：487～490, 1987. より引用）

図Ⅰ-1 マランパティ（Mallampati）の分類

最大開口時に舌を突出させた時の所見．ClassⅢ，Ⅳは挿管困難が予想される．

表Ⅰ-1　ASA術前状態分類

class 1	手術の対象となる疾患は局在的であって，全身的（系統的）な障害を引き起こさないもの． 例）健康な患者の口腔外科手術
class 2	軽度〜中程度の系統的な障害がある．その原因としては外科的治療の対象となった疾患または，それ以外の病態生理学的な原因によるもの． 例）コントロールされている糖尿病や高血圧症患者，肥満患者，80歳以上の高齢者の口腔外科手術
class 3	重症の系統的疾患があるもの．この場合，系統的な障害を起こす原因は何であってもよいし，はっきりした障害の程度を決められない場合でも差し支えない． 例）重症糖尿病で合併症のある患者，中〜高度肺機能障害のある患者，狭心症や治癒した心筋梗塞既往患者の口腔外科手術．
class 4	それによって生命がおびやかされつつあるような高度の系統的疾患があって，手術をしたからといって，その病変を治療できるとは限らないもの．
class 5	瀕死の状態の患者で助かる可能性は少ないが，手術をしなければならないもの．

＊緊急手術はこれにEをつける

（4）全身状態

　麻酔や全身管理では全身状態の評価をするのにASA（American Society of Anesthesiologists：アメリカ麻酔学会）のPS（Physical Status：全身状態）分類を使用する（表Ⅰ-1）．これは患者の全身状態を麻酔医が共通に認識するための大まかな評価であり，手術の難易度を考慮したものではない．具体的には，問診や診察，理学検査，血液生化学検査などを総合して分類する．全身状態評価の不良な症例ほどリスクが高く，術後の予後も不良とされる．歯科領域では4または5の症例が治療の対象となることはきわめてまれである．

3. 理学検査と呼吸・循環器系の評価

1）一般理学検査

　行われている項目は施設によってさまざまであるが，身長・体重測定は必須である．他に，BMI・体脂肪率測定，聴診，触診，打診，血圧測定を行うが，いずれも患者の全身状態を把握する上で重要な検査項目である．

　BMI（Body Mass Index：体格指数）は

$$BMI = 体重(kg) \div 身長(m)^2$$

で表される．現在国際的にも認知されている表記方法である．"22"前後が最も病気にかかりにくいことが示されており，日本肥満学会ではこれをBMIの標準値と提言している．

　BMIが18.5未満をやせ，18.5以上25未満を正常，25以上を肥満とする．また，肥満は程度により，30未満を肥満度1度，35未満を肥満度2度，40未満を肥満度3度，40以上を肥満度4度と細分される．

2）循環器系の評価

（1）問診による循環機能予備力の評価

　NYHA心機能分類は周術期における循環系の予備力を評価する指標である．

Ⅰ度：身体活動に制限のない心疾患者．日常生活における身体活動では，疲れ，動悸，呼吸困難，狭心症状は起こらない．

Ⅱ度：身体活動に軽度制限のある心疾患者．日常生活における身体活動でも，疲れ，動悸，呼吸困難，狭心症状が起こる．

Ⅲ度：身体活動に高度の制限のある心疾患者．軽い日常活動における身体活動でも，疲れ，動悸，呼吸困難，狭心症状が起こる．

Ⅳ度：身体活動を制限して安静にしていても心不全症状や狭心症状が起こり，少しの身体活動によっても，訴えが増強する．

（2）血圧

　血液が血管壁に与える圧力で，心臓が収縮して血液を送りだすときの圧力を収縮期血圧，心臓が拡張して血液が心臓に入ってくるときの血圧を拡張期血圧という．高ければ高いほど脳卒中や心筋梗塞などの危険性が高くなる．1999年2月に世界保健機関（WHO）と国際高血圧学会が提唱した基準を表Ⅰ-2に示した．この表では，収縮期血圧が140以上または拡張期血圧が90以上に保たれた状態が高血

表I-2　成人における血圧の分類		
	収縮期血圧 (mmHg)	拡張期血圧 (mmHg)
至適血圧	120 未満	80 未満
正常血圧	130 未満	85 未満
正常高値血圧	130～139	85～89
高血圧	140 以上	90 以上
軽症高血圧	140～159	90～99
中等度高血圧	160～179	100～109
重症高血圧	180 以上	110 以上

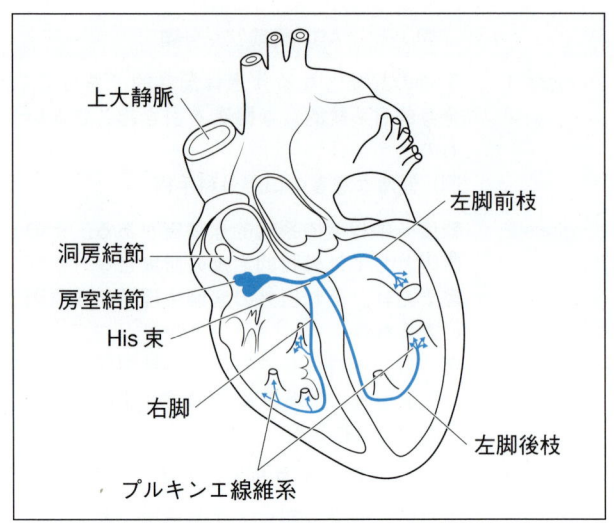

図I-2　刺激伝導系

圧であるとされている．しかし，近年の研究では血圧は高ければ高いほど合併症のリスクが高まるため，至適血圧は収縮期血圧で120未満とされている．

高血圧は本態性高血圧とホルモン異常などの疾患によって生じる二次性高血圧に分類される．本態性高血圧の原因は単一ではなく，遺伝的素因のほか，生まれてから成長し，高齢化するまでの食事，ストレスなどのさまざまな環境因子によって修飾されて高血圧が発生するとされる．

・高血圧のタイプ

病院や検診で測定すると高血圧で，家では正常血圧というタイプを白衣高血圧という．環境や心理的な影響を受け一時的に血圧が高くなる．また，白衣高血圧とは逆に，医療施設で測ると正常血圧で，家では高血圧というタイプを仮面高血圧という．これには二つのタイプがあり，夜間から朝まで血圧が高い夜間持続型（夜間高血圧）と，起床してから急に高くなる早朝上昇型（早朝高血圧）がある．

(3) 心電図

①心筋の興奮に伴って生じる活動電位の変化を記録したものである．心電図からは，不整脈，虚血性心疾患，心筋障害，心房負荷，左室肥大，右室肥大，電解質異常などを知ることができる．一方，弁疾患の有無や心機能を知ることはできない．心電図はP波，QRS群，T波などから構成される．P波は心房筋の興奮と対応関係があり，心房筋の収縮を表現している．また，QRS群は心室筋の興奮・収縮と対応し，T波は興奮した心室筋の再分極を表す．

心電図波形は，アイントーベンの三角形に誘導ベクトルを投射して，正負の符号をつけて電位をスカラー表示することによって得られる．

②刺激伝導系：洞房結節はペースメーカーとなり，刺激が左右の心房に伝わり，心房が収縮する．房室結節は右心房の内方の壁の下部から心室中隔付近にあり，洞房結節からの刺激を受けて，ここから出る房室束ヒス束に刺激を伝える．

房室束はプルキンエ線維となり，この刺激をうけて心室壁に伝え，心室が収縮する（**図I-2**）．

なお，心筋の自動能は洞房結節で60～100回/分，房室結節で40～60回/分，心室で20～40回/分である．

3）循環の生理

(1) 心臓の神経性調節

循環中枢は，交感神経と副交感神経により心臓と血管を不随意的に制御している．

アドレナリン作動性交感神経の興奮は心拍数の増加と心収縮力の増強を起こす．一方，コリン作動性神経（迷走神経）の心臓枝の興奮は心拍数の減少と心収縮力の低下をもたらす．前者は胸髄から出た交感神経が分布し，アドレナリンがアドレナリンβ_1受容体に作用して収縮力の増強と心拍数増加をもたらす．また迷走神経は心房を支配するが，心室には

分布しない．このため心拍数を減少させるが，心収縮性にはほとんど影響しないで心房のムスカリン受容体M2に作用し，心拍数を下げる．

神経性調節による心臓への作用は心拍数を変える変時作用，収縮力を変える変力作用，房室伝導時間を変える変伝導作用，興奮性および受攻性を変える変閾作用の4種類に分類される．交感神経刺激では陽性の変時作用，変力作用，変伝導作用を引き起こし，それぞれ心拍数，収縮力を増し，房室伝導時間（心電図PQ時間）を短縮させる．逆に，副交感神経の作用では反対の効果を及ぼす．また，交感神経刺激で興奮性の閾値が低くなり，心室細動が生じやすくなる．

心拍数を増大させる因子には精神的興奮，疼痛，運動，発熱，低酸素症，アドレナリン（エピネフリン），甲状腺機能亢進，血圧低下などがあり，減少させる因子には迷走神経反射，脳貧血，頭蓋内圧上昇，血圧上昇などがある．

(2) 循環の内因性自動調節

圧受容器は一種の伸展受容器であり，血圧の上昇によって周囲組織が伸展することにより，圧受容器からのインパルスが増大する．動脈系の受容器には頸動脈洞と大動脈に受容器がある．また，上・下大静脈の入り口付近の心房壁，肺静脈などの低血圧領域にも圧受容器が存在し，静脈圧をモニタし，循環血液量を調節している．受容器が血圧低下を捉えると，抗利尿ホルモンであるバソプレッシンの分泌によって反射的に尿量が減り，Na^+イオンの排泄も減少して，血液量の喪失を補償する．特に細胞外液量が減少すると中心静脈圧が低下し，低圧受容器からのインパルスが減少し，これが信号となってバソプレッシンの分泌が増大し，排尿を制限する．逆に血液量が増すと低圧受容器からのインパルスがバソプレッシンの分泌を抑制し，尿量の増大によって血液量を減少させる．このように低圧受容器からの循環反射は，血液量や細胞外液量の調節に重要で，高圧受容器からの反射が主に血圧や心拍数を調節するのと対照的である．

静脈還流量の増大により，心臓が多量の血液で充満して心筋が伸展されると，心筋はその伸展に応じて大きな収縮力を発生する（スターリングの法則）．この心筋のもつ特性のために，右心房に流入する静脈血の量（静脈還流量）が多いほど心臓の拍出量が増加し，心拍数も増加する．これをベインブリッジ反射という．心拍数の増加は心筋細胞内Ca^{2+}の増加をもたらし，さらに心収縮力を高める．逆に，静脈圧の下降は心拍数の減少，血管収縮をきたす．これをマクドウェル反射という．

①眼球心臓反射：眼球を圧迫すると瞬間的に血圧が下降し徐脈になる反応でアシュネル反射とも呼ばれる．眼球心臓反射は眼球圧迫時に伸展受容体を介して発生する．求心路は毛様体神経から毛様体神経節を経て眼神経を通って三叉神経節に至り，遠心路としての迷走神経の活動が高まり，その結果，徐脈が発生する．眼球心臓反射は有害反射であり，場合によっては心停止に至ることもある．

②頸動脈洞反射：総頸動脈と椎骨動脈の分岐部にある頸動脈洞を圧迫すると血圧が下降する反応で，ツェルマーク・ヘーリング反射ともいう．

(3) 心臓の機能

評価のための以下のような測定値や計算値がある．

- 1回心拍出量：心室が1回で拍出する血液量であり，安静時仰臥位で約70mlである．
- 毎分心拍出量：心室が1分間に拍出する血液量である．1回心拍出量に心拍数を乗じた量として算出され，正常では約5l/分となる．
- 心係数：心拍出量を体表面積で補正した値であり，心拍出量を客観的に評価する際に用いる．正常では2.5～4.5l/分/m²である．
- 負荷：前負荷は筋にあらかじめ課されていた荷重のことであり，実際の心筋では，拡張末期心室容積に比例する．スターリングの法則によって心筋は伸展すると収縮力が増加する．これは主に静脈還流量によって決定される．一方，後負荷は，血液駆出に対する抵抗を意味する．すなわち左心系では大動脈圧，右心系では肺動脈圧を意味する．
- 中心静脈圧（Central Venous Pressure；CVP）：

大静脈系の圧力であり，右房圧と近似し，心臓の前負荷ならびに循環血液量の指標として重要である．基準値は5〜10 cmH₂Oあるいは4〜8 mmHgである．CVPの低下は，循環血液量減少や交感神経低下による血管拡張を示唆する．CVPの上昇は，循環血液量増加や血管収縮を示唆する．特に動脈圧の低下とCVPの増加が同時に生じた場合は，鬱血性心不全を意味する．

・左室駆出率（Ejection Fraction；EF）：左室駆出率＝(拡張末期容量−収縮末期容量)/拡張末期容量×100として求められる．正常左室駆出率の正常は60%以上で，左室駆出率の低下を示す場合，心筋の機能不全を示唆する．

4）呼吸器系の評価

(1) 問診による総合的評価

問診による総合的評価にはHugh-Jones分類がある．息切れ・呼吸困難の程度を表し，1度（正常），2度（軽度），3度（中等度），4度（高度），5度（非常に高度）の5段階に分ける．

息切れの原因となる代表的な疾患には，呼吸器疾患として喘息，肺気腫，肺線維症，気胸など，循環器疾患として肺性心，心筋梗塞，心弁膜症，左心不全など，血液疾患として貧血，代謝疾患として糖尿病，神経系疾患として呼吸中枢異常，転換性障害，パニック障害などがある．

(2) 喫煙歴

喫煙歴は，肺癌との関連はもちろんであるが，慢性閉塞性肺疾患（Chronic Obstructive Pulmonary Disease；COPD）の原因として最も重要な因子である．喫煙指数（Brinkman Index；BI）とは1日の喫煙本数と喫煙年数の積で表し，400以上では肺癌発生率が高率となる．また，喫煙により気管支粘膜は慢性炎症に陥っているので，全身麻酔の術後の呼吸器合併症の危険性が高くなる．

(3) 胸部単純エックス線写真による診断

異常がみられる場合は，専門医の精査を要請する．肺野透過性の亢進では空洞・嚢胞など，肺野の異常陰影では無気肺など，心大血管・縦隔の異常，胸膜の異常，胸壁や横隔膜の病変，気管の偏移や狭窄，また，心胸郭比が大きいと心肥大などがわかる．

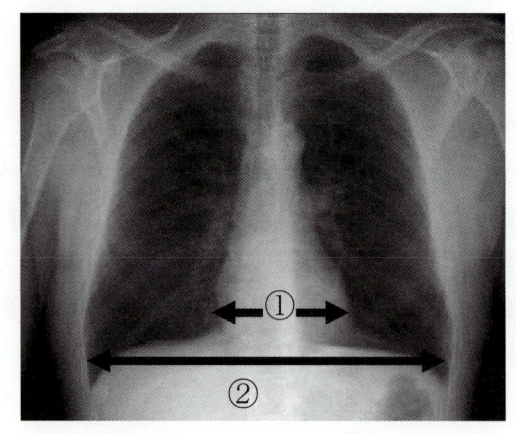

図I-3　心胸郭比 $\left(\frac{①}{②}\%\right)$

心胸郭比は，深吸気時に正面から撮影された胸部エックス線写真上で計測し，図の心陰影幅に対する胸郭幅の比率を百分率で表した指標である（図I-3）．

　心胸郭比（Cardio-Thoracic Ratio；CTR）
　＝心陰影幅（図I-3-①）/胸郭幅（図I-3-②）
　※基準値は50%以下

(4) 呼吸機能検査

呼吸機能検査はスパイロメータを用いて行い，肺活量（Vital Capacity；VC），%肺活量（%VC），努力性肺活量（Forced Vital Capacity；FVC），1秒量（Forced Expiratory Volume at 1 Second；FEV_1），1秒率（FEV_1/FVC ratio）を測定する．

①肺活量

肺活量は，肺の全気量から残気量を減じた量に当たり，1回換気量，予備呼気量，予備吸気量の和でもある．成人で平均約3,500 ml程度である．

②%肺活量

予測肺活量に対して実際の肺活量測定値どの程度の比率であるかを示すものが「%肺活量」で，実測肺活量÷予測肺活量）×100で求め，80〜120%であれば正常，80%未満であれば肺結核後遺症，肺線維症などの拘束性障害が考えられる．

③1秒量

1秒量とは，努力性肺活量時の最初の1秒間に吐き出せる量のことで，気道の狭窄があると低下

する.

④ 1秒率

1秒率とは，1秒量を肺活量で除した値で70％以下は閉塞性障害であるとされる.

(5) 慢性閉塞性肺疾患（Chronic Obstructive Pulmonary Disease；COPD），特に気管支喘息の術前管理

① 重症度

表Ⅰ-3のように喘息の重症度は症状と最大呼気速度，1秒量によって4段階に分類される.

ステップ3までの状態であれば麻酔可能と判断して薬物療法を中心とした治療を行う．術前の1〜2週間に発作のないことが望ましい．ステップ4では状況により手術の延期も考慮する.

② 術前に行う治療

a. 禁煙

禁煙は8週間以上行うべきであるが，手術直前からであっても禁煙したほうがよい．72時間の禁煙であっても，呼吸が楽になり気道の過敏性も低下する.

b. ステロイド薬

吸入用ステロイドやステロイドの静脈投与により気道の慢性炎症の軽減をはかる.

症状が不安定な患者や1秒量が自己最良値の80％未満の場合，手術前日および当日にステロイドの投与を行う．ただし，ステロイド薬はアスピリン喘息では発作を誘発することがある.

c. 気管支拡張薬

経口や定量噴霧式β_2刺激薬などの投与で気道閉塞を改善し，症状を軽減させておく.

5) 呼吸の生理

(1) 呼吸のメカニズム

呼吸とは，生体が生命の維持に必要な酸素を外界から取り入れ，代謝の結果生じた炭酸ガスを外界に排出することである．肺胞内の空気とそこを流れる血液との間で行われているガス交換を外呼吸，血液と末梢組織との間で行われるガス交換を内呼吸という．安静時の正常呼吸は，成人の場合1分間に12〜20回の頻度で450 mlくらいの空気の吸息と，呼息を無意識のうちに周期的に繰り返す．この呼吸運動は，生命維持に欠かせないので，自律神経の支配下にあり，無意識に行われている．呼吸運動は横隔膜の収縮や外肋間筋の収縮によって，胸腔が広げられたときに肺は膨らみ，これらの筋肉が弛緩したときには縮む．この運動が，主に肋骨の間の肋間筋の収縮で行われるのが胸式呼吸，主に横隔膜や腹筋によるのが，腹式呼吸である．成人では，安静時の呼吸のほぼ70％は腹式呼吸である．したがって呼吸運動の主たる筋肉は横隔膜であり，吸気時には横隔膜が収縮し，呼気時には弛緩する．これらの運動は延髄にある呼吸中枢により支配されている．

表Ⅰ-3 喘息の重症度分類

	症状の回数	症状の程度	夜間症状の頻度	予測値に対する最大呼気流量または1秒量の百分率
ステップ1 軽症間欠型	週1回未満	軽度	月1〜2回	80％以上
ステップ2 軽症持続型	週1回以上 毎日ではない	日常生活や睡眠が妨げられる （月1回以上）	月2回以上	80％以上
ステップ3 中等症持続型	毎日	日常生活や睡眠が妨げられる （週1回以上） 吸入β_2刺激薬ほぼ毎日必要	週1回以上	60〜80％
ステップ4 重症持続型	毎日	治療下でもしばしば増悪 日常生活に制限あり	しばしば	60％未満

(2) 呼吸のパターン

僧帽筋や下顎筋などの呼吸補助筋を動員した呼吸を努力性呼吸と呼ぶ．通常，肩を上下させながら呼吸したり，顎を突き出したりして呼吸する．努力性呼吸は，横隔膜や肋間筋だけでは十分な換気を行うことができない場合や，横隔膜の障害がある場合に始まるので，換気障害を伴うことが多い．

①年齢による呼吸回数

肺の成長段階では，1回の換気量が少ないので呼吸数の増加で補完している．新生児では35～50回/分，乳児では30～40回/分，幼児では20～30回/分で成人の12～18回/分に比べると多い．

②呼吸パターンと病態

呼吸数が多いことを頻呼吸，少ないことを徐呼吸と呼び，それぞれ発熱や興奮時，脳圧亢進時や気管支閉塞時に発生する．頻呼吸かつ1回換気量が多くなるパターンを過呼吸と呼び，強度の貧血や甲状腺機能亢進時にみられる．1回換気量が減少する場合を減呼吸といい，呼吸筋の麻痺，睡眠薬の服用時にみられる．また，数も深さも増加する呼吸パターンを多呼吸といい，運動時，高熱時，過換気症候群発作時に観察される．

さらに特殊な呼吸パターンにチェーン・ストークス型呼吸とクスマウル型呼吸がある．前者は徐々に呼吸が深くなり次第に無呼吸となるもので，脳疾患や心疾患が疑われる．後者は極端に大きい呼吸が持続的に生じ高い雑音を伴う呼吸で，代謝性アシドーシス，糖尿病性昏睡時に観察される．

(3) 呼吸調節

呼吸筋は随意的呼吸と不随意的呼吸により二重に支配されている．すなわち大脳皮質からの支配で随意的に呼吸することができる一方，睡眠時のように不随意的に呼吸運動が行われる．これは延髄を中心とする脳幹により支配されている．換気は，化学受容体で感知したpH，二酸化炭素分圧（P_{CO_2}），酸素分圧（P_{O_2}）に応じ呼吸中枢を介し，内外肋間筋や横隔膜などの呼吸筋の動きを変化させて調節されている．延髄内にある中枢化学受容体は脳脊髄内の日常的な細かいpHの変動をモニタし，頸動脈小体や大動脈小体の末梢化学受容体はpHとP_{CO_2}の大きな変動のみをモニタしている．P_{O_2}が60 mmHg未満になると末梢化学受容体で換気をコントロールするようになる．

①機械的受容器による反射

吸息時，吸息筋の収縮により肺が伸展すると，肺伸展受容器が刺激される．その求心性活動が迷走神経を通じて延髄に届くと，吸息が抑制される．これがヘーリング・ブロイエル反射である．

②化学受容器による反射

頸動脈小体，大動脈弓には低酸素に反応する化学受容器がある．また，延髄の呼吸中枢には高二酸化炭素と低いpHに反応する化学受容器がある．これら受容器が刺激されると呼吸が不随意的に増大する．例えば，高い二酸化炭素（CO_2）により呼吸は増大する．

(4) 肺気量分画（図Ⅰ-4）

(5) 酸素分圧の生体内変動

・肺胞での酸素拡散

圧勾配，境界膜の透過性，拡散面積が酸素（O_2）拡散を規定する因子である．肺胞と混合静脈血の圧勾配は60 mmHgである．ガスは膜を介し分圧の高い方から低い方に拡散によって平衡に達する．拡散量は，膜の面積，分圧較差，拡散係数に比例し，膜の厚さに反比例する．

(6) 肺胞換気量

①死腔

一回換気量（500 ml）のうち，約150 mlは肺胞でのガス交換には直接関与しない解剖学的死腔である．また，肺胞レベルでガス交換に関与しない肺胞死腔と解剖学的死腔を合わせて，生理学的死腔という．一回換気量から死腔量を引いたものに，呼吸数をかけたものが肺胞換気量（$\dot{V}_A$）である．

②換気血流量比

十分な換気が行われても肺毛細管血流が欠如していればガス交換は成立しない．その逆も同様である．前者を死腔，後者をシャントと呼ぶ．この両者を両極としてガス交換ユニットにおいて換気（$\dot{V}$）と血流量（$\dot{Q}$）の相互のかかわり方を説明するものが換気血流量比（$\dot{V}/\dot{Q}$）である．肺胞

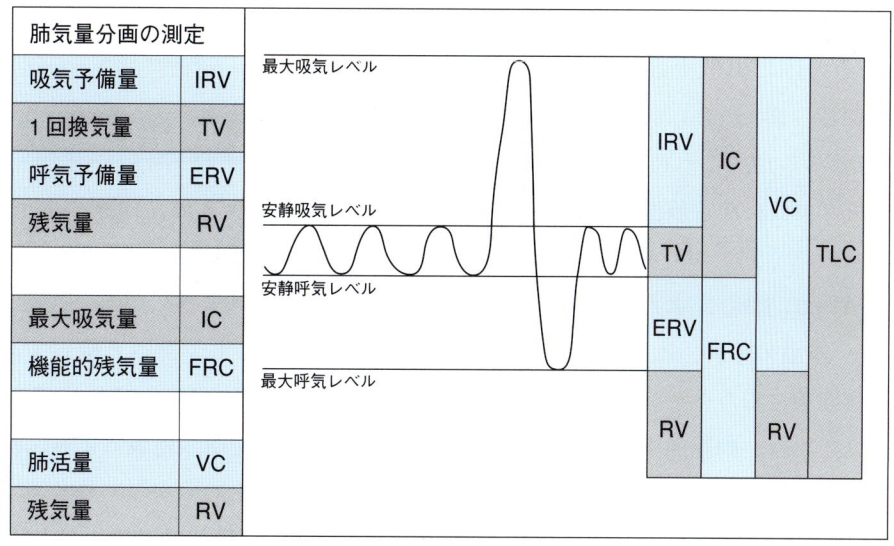

図Ⅰ-4 肺気量分画

のすべてが同一の換気量と血流量を受けると仮定した場合には，$\dot{V}_A/\dot{Q} = 4l/分/5l/分 = 0.8$ となる．しかし肺胞のすべてが，同一の換気量と血流量を受けることはない．気道閉塞により換気に参加しない肺胞や，換気は良好でも血管が閉塞されて血流がない場合（$\dot{V}_A/\dot{Q}=0$）など，肺は多様な換気/血流比（$\dot{V}_A/\dot{Q}$）の組合せで構成される．

③シャント

静脈血が肺でのガス交換を受けずに動脈血に達することをいう．肺毛細血管を通る前にバイパスがある場合を解剖学的シャント，肺胞換気が実質上ないユニットに肺毛細血管が通過する場合を肺毛細管シャントと呼ぶ．また，血流に対し換気が相対的に少ないユニット（$\dot{V}/\dot{Q} < 1$）を相対的な肺毛細管シャントという．気道の閉塞等で，血流が肺胞を通らず，換気が行われず静脈血のままであると，低酸素血症の原因のひとつとなる．

(7) 肺循環系

肺循環系は体循環系と比べて低圧系である．肺動脈の収縮期圧は25 mmHg，拡張期圧は10 mmHg，平均15 mmHgで，体循環系の動脈圧の約1/6である．このように低圧系であるので，肺循環系の血流は重力の影響を受ける．立位では，肺底部の血流は豊富であるが，肺尖部の血流は閉塞，阻害される傾向になる．$\dot{V}_A/\dot{Q}$ としては，肺尖部で大きく，肺底部で小さくなる．

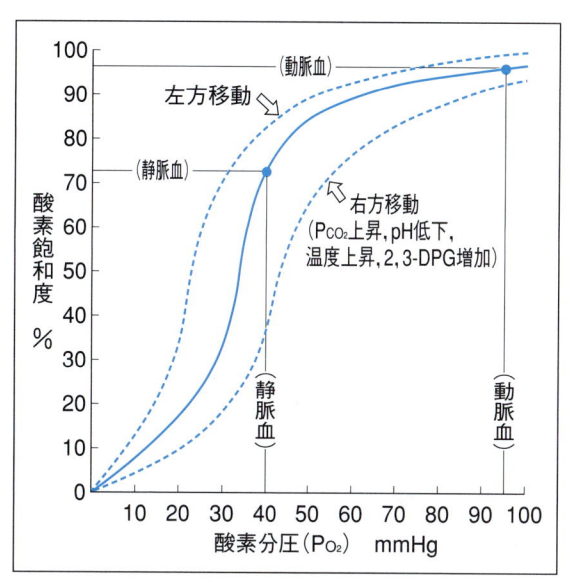

図Ⅰ-5 酸素解離曲線

(8) 血液による酸素運搬

血液に拡散した酸素は，大部分は赤血球中のヘモグロビン（Hb）に取り込まれる．Hb1gは1.34 mlの酸素を結合する．血液100 ml中にHb15gがあると，Hbが酸素で100％飽和された場合，酸素含量は約20 mlとなる．

(9) 酸素解離曲線（図Ⅰ-5）

横軸に P_{O_2}，縦軸に酸素飽和度をとると，その関係はS字状となる．肺での酸素の取り込み，組織での酸素の解離に有利なヘモグロビンの特性を示したものが酸素解離曲線である．

正常時における酸素飽和度は100％以上である．

組織レベルの末梢混合静脈における酸素飽和度は約70%であるため，その差に相当する酸素が組織に供給されることになる．また，Po_2が60 mmHg以下でカーブが急峻であるが，これはPo_2のわずかな減少で酸素がヘモグロビンから放出されることを意味する．

CO_2排泄の増加（Pco_2上昇），水素イオン濃度の上昇（pHの低下），体温の上昇，2,3DPGの上昇によって，酸素解離曲線は右方へシフトし，酸素解離を促進させる．この場合，動脈血中の酸素飽和度は100%近くあるが，末梢混合静脈血中では約60%に低下するので，その差は正常時よりも大きく，酸素供給には有利となる．

逆に左方移動の場合は動脈血中の酸素飽和度は100%以上で，末梢混合静脈血中のそれも80%近くあるため，その差は正常時よりも少なくなり酸素供給が阻害される．この左方移動はpHの上昇，Pco_2の低下，体温低下などで生じる．

（10）赤血球によるCO_2の運搬

代謝によって産生されたCO_2は，水と反応して炭酸（H_2CO_3）となり，炭酸は解離して，水素イオン（H^+）と重炭酸イオン（HCO_3^-）になる．すなわち，$CO_2 + H_2O \Leftrightarrow H_2CO_3 \Leftrightarrow H^+ + HCO_3^-$という反応が発生し，平衡する．この反応は組織液や血漿中では数秒かかるが，赤血球は反応を加速する酵素である炭酸脱水酵素をもつので，数ミリ秒でCO_2を処理できる．そのため，赤血球はCO_2を排泄する上でも重要である．なお，CO_2の一部はヘモグロビン（Hb）に結合した形，$CO_2 + Hb-NH_2 \Leftrightarrow HbNHCOOH$（カルバミノ化合物）としても運搬されるが，大部分は重炭酸イオン（HCO_3^-）の形で運搬される．

（11）重炭酸イオンによる緩衝作用

代謝によって産生されたCO_2は肺でのガス交換の後，かなりの量がHCO_3^-として血漿中に貯蔵される．このHCO_3^-は血液の酸を緩衝する物質として重要である．例えば，乳酸（HL）$\Leftrightarrow H^+ + L^-$が発生すると，乳酸ナトリウムを形成して，酸である$H^+$は炭酸（$H_2CO_3$）に取り込まれ，$H_2CO_3 \Leftrightarrow CO_2 + H_2O$という反応を経て，肺から$CO_2$ガスとして排泄される．

4. 血液一般検査と血液生化学検査

血液一般検査とは，血液の血球成分である赤血球・白血球・血小板の数や機能を調べる検査で血液疾患の有無を調べる．また，血液生化学検査とは各臓器の状態を詳しく調べる検査である．検査項目ごとに検査の意義を説明するが，それぞれの基準値は計測器や計測時期，施設により，また病状により異なるので，ここに示すのは参考値である．

1）血液一般検査

（1）赤血球数（RBC）

赤血球数は貧血・多血症など赤血球造血に異常のある病態の診断に重要である．貧血とは赤血球数またはヘモグロビン量が減少した病態をいう．貧血の原因には出血によるもの，血色素の合成に必要な鉄の不足，葉酸やビタミンB_{12}の不足，赤血球の崩壊，骨髄機能の障害などがある．赤血球数が増加した場合を多血症という．多血症の原因には慢性心疾患，脱水による血液の濃縮などがある．基準値は男性で400万～550万個/mm^3，女性で350万～500万個/mm^{3}である．

（2）ヘモグロビン量（Hb）

ヘモグロビン量を検査することにより，多血症や貧血の有無を調べる．ヘモグロビンはヘムと呼ばれる鉄化合物と，グロビンと呼ばれるタンパク質が結合したものである．貧血（鉄欠乏性貧血，悪性貧血，再生不良性貧血など）で減少する．術前のヘモグロビンが10 g/dl以下であれば補正を考慮する．基準値は男性で13～17 g/dl，女性で11～15 g/dlである．

（3）ヘマトクリット値（Ht）

赤血球数・ヘモグロビン量とあわせて，貧血検査に用いられる．基準値は男性では40.4～51.9%，女性では34.3～45.2%である．

（4）白血球数（WBC）

白血球は，好中球・リンパ球・単球・好酸球・好塩基球に分類され，それぞれの白血球の割合（%）

を算出する検査を血液像検査という．白血球の増加は，白血病などの腫瘍と，感染や炎症による．減少は，白血球を作り出す造血幹細胞の障害や，白血球の破壊による．基準値は3,000〜9,000個/mm³である．

(5) 血小板数（PLT）

血小板は主に，損傷した血管壁に粘着して損傷部位の止血を行う．数が極端に減少したり，機能が低下した場合に出血しやすくなる．骨髄機能の障害や重篤な肝障害で減少する．基準値は150,000〜500,000個/mm³である．

(6) 平均赤血球容積（MCV）

貧血，多血症の診断に用いられる基本的な検査で，多い場合は脱水や多血症が疑われる．基準値は85〜102fl である．

(7) 平均赤血球血色素量（MCH）

赤血球に含まれるヘモグロビンの値を表したもので貧血の程度を反映する．基準値は26〜35pgである．

(8) 平均赤血球血色素濃度（MCHC）

赤血球の大きさを絶対値で平均化した値で，この値が正常値であれば正球性貧血，低ければ小球性貧血，高ければ大球性貧血と診断される．基準値は31〜36％である．

(9) 全血比重と血漿比重

血液や血漿の比重を測定することにより，貧血の程度，水分やタンパクの量を知る．基準値は全血比重で1.052〜1.060，血漿比重で1.024〜1.029である．

(10) 血液型

安全な輸血のためには，同じABO型の血液を選ぶことが基本である．Rh陰性の人にRh陽性の血液を輸血すると，輸血副作用を起こすことがあるので，Rh陰性の血液を選んで輸血しなければならない．交差適合試験は輸血の際，供血者の血球と患者血清の反応（主試験），および供血者の血清と患者の血球の反応（副試験）を調べるもので，患者の不規則抗体による副作用を防止し，輸血の適合性を確認する重要な検査である．

(11) 出血時間

耳朶にメスを用いて一定の大きさの刺傷をつけ，毛細血管から出血する血液を30秒おきに濾紙で吸い取り，血液がつかなくなるまでの時間を測定する．耳朶で行う方法をデューク法，腕で行う方法をアイビー法という．基準値は1〜5分である．

(12) 凝固時間

静脈血を採取し，その採血時から血液の流動性が消失するまでの時間を測定する方法で，基準値はリーホワイト法で8〜12分である．

(13) プロトロンビン時間（PT），活性化部分トロンボプラスチン（APTT）

血液凝固に関与する因子について総合的に評価するスクリーニング検査で，止血の際に血漿中に生成されるフィブリン塊の形成時間を測定する．PTは外因性凝固系（フィブリノゲン，プロトロンビン，V，VII，X因子），APTTは内因性凝固系（VIII，IX，XI，XII因子）を評価する試験であり，2つの試験を組み合わせて凝固異常の原因を知ることができる．PTの基準値は11〜13秒（対照+2秒），70〜120％（対照を100％とする）である．

(14) 血清電解質

① Na

体内の水が多いと低ナトリウム血症に，少なすぎると高ナトリウム血症になる．すなわち，血清Naは水代謝のバランスにより規定されており，異常は水代謝調節機能の障害を示唆する．低Na血症は尿希釈能の障害で水の排泄が抑制されたときに生じる．逆に高Na血症は水の喪失が過剰な場合やNaの過剰摂取による．ただし，健常者ではフィードバック機構が働き正常化することが多い．基準値は134〜145mEq/l である．

② K

K代謝は細胞内外のKの分布と尿中K排泄の調節により一定値に維持される．嘔吐，下痢，利尿剤の投与，アルカローシスなどで低下し，Kの過剰投与，アシドーシス，サクシニルコリン投与，腎不全，細胞外液量の減少で高くなる．また，心電図上，低K血症ではQT延長，ST低下，T波平坦化，U波出現が，高K血症でP波

消失，QRS延長，T波増高（テント状T波），P-R延長が認められる．基準値は3.5〜5.0 mEq/lである．

③ Ca

Ca代謝の調節器は骨，腎，腸管であるから異常はいずれかの障害による．低Ca血症では心電図上QT延長が，高Ca血症でQT短縮がみられる．基準値は8.7〜10.3mg/dlである．

④ Cl

血清ClはNaに対する陰イオンとして存在するので，両方の数値を考慮して評価する．Anion Gap (AG) は$Na^+-Cl^++HCO_3^-$であるから，たとえばAGとNa^+が正常でCl^-が高値であれば，HCO_3^-の減少，すなわち代謝性アシドーシスあるいは呼吸性アルカローシスが存在することになる．Clの基準値は97〜105mEq/lである．

2) 血液生化学検査

(1) AST (GOT), ALT (GPT)

ともに肝細胞に多く含まれているトランスアミナーゼと呼ばれる酵素で，肝細胞が破壊されたり，肝細胞膜の透過性が高まると血液中に流れ出て増加する．

ASTは，肝臓以外にも心筋，骨格筋，腎臓などに多く存在する．これらの臓器に異常が起こると増加するので，肝臓病のほか，心筋梗塞，溶血などの診断に役立つ．

ALTは，肝細胞の変性や壊死に敏感に反応するので，肝臓や胆道系の病気の診断や経過をみる重要な検査である．AST，ALTは，ともに肝機能検査の代表的な検査とされている．

異常値で疑われる主な疾患に肝炎，肝硬変，肝細胞癌，脂肪肝，アルコール肝障害，心筋梗塞などがある．基準値はAST：8〜33KU/ml，ALT：3〜30KU/mlである．

(2) γ-GTP

γ-GTPは，肝臓や胆道などに障害があると血液中に出てくる酵素で，特にアルコールに敏感に反応する．そのため一般にアルコール性肝臓障害の指標ともなる検査である．

異常値で疑われる主な疾患はアルコール性肝障害，薬剤性肝障害，肝臓，胆道疾患．基準値は4〜50単位．

(3) TTT・ZTT

TTT（チモール混濁試験），ZTT（硫酸亜鉛混濁試験）は，膠質反応とも呼ばれ，主に血液中のタンパク成分の構成比を調べる検査．肝機能検査のスクリーニングとしてよく行われる．異常値で疑われる主な疾患は急性・慢性肝炎，肝硬変，肝癌，高脂血症，膠原病など．基準値はTTT：0〜5単位，ZTT：4〜12単位．

(4) LDH

LDH（乳酸脱水素酵素）は，全身のあらゆる臓器に含まれているため，血清LDH値の上昇は，臓器障害を示唆する．特に肝臓病，癌，心臓病，血液疾患などの際に高くなることが多く，こうした疾患のスクリーニングに用いられる．基準値は200〜470単位．

(5) ALP

ALP（アルカリフォスファターゼ）は，ほとんどの臓器に含まれる酵素で，肝臓，胆管，骨，胎盤などに多く，これらの組織の異常により増加する．骨の発育が盛んな幼・少年期，また妊娠中の女性では2〜3倍の高い値となる．

異常値で疑われる主な疾患は急性・慢性肝炎，肝硬変，閉塞性黄疸，肝癌，骨軟化症など骨の病気．基準値は70〜270単位である．

(6) ビリルビン

赤血球の寿命は約120日で，脾臓，肝臓，骨髄で壊されて，最終的に間接ビリルビンになる．生成された間接ビリルビンは，アルブミンと結合して血液中から肝臓へ運ばれる．肝では酵素の働きによってグルクロン酸と抱合され，直接ビリルビンに変化する．このビリルビンは肝で胆汁として再生され，胆道を通って十二指腸に排出される．肝機能が低下してビリルビンを胆汁として処理しきれないときや，溶血性貧血で赤血球が異常に壊されるとき，また胆石，肝炎，悪性腫瘍などで胆汁の流れが障害されると，血液中にビリルビンが増加して黄疸症状が出る．間接ビリルビンと直接ビリルビンをあわせて

総ビリルビンと呼ぶ．

異常値で疑われる主な病気は肝炎，肝硬変，溶血性貧血，胆道系疾患，胆石症など．

総ビリルビンの基準値は0.2〜1.2mg/dl，直接ビリルビンの基準値は0〜0.3mg/dlである．

(7) 血清総タンパク

総タンパクの約60％がアルブミンで占められているので，アルブミンの低下が低タンパク血症の原因となる．アルブミンは肝細胞で合成されるので，肝疾患でアルブミン値は低下する．アルブミンのほかに4種類のグロブリンがある．

異常高値で疑われる主な病気は脱水症，γ-グロブリン血症，悪性腫瘍，異常低値では血液希釈，栄養不良，肝硬変，肝炎，ネフローゼ症候群，炎症性疾患，妊娠などが疑われる．

基準値は血清総タンパク6.5〜8.0g/dl，タンパク分画はアルブミン：59.0〜72.0％，α1-グロブリン：1.7〜3.3％，α2-グロブリン：4.2〜9.5％，β-グロブリン：8.4〜12.0％，γ-グロブリン：10.0〜20.5％である．

(8) コリンエステラーゼ（ChE）

アセチルコリンを含むコリンエステル類を分解する酵素で，肝臓，血清などに存在する．高値の場合はネフローゼ症候群，脂肪肝など，低値の場合は肝硬変，肝炎などが疑われる．基準値は108〜424IU/l．

(9) コレステロール

コレステロールは，体内にある脂質の一種で，細胞膜の構成成分，性ホルモンや副腎皮質ホルモン，胆汁酸などの前駆物質であるため重要な役割を担う．コレステロールのうち高比重のリポタンパク（HDL）に含まれるコレステロールは，善玉コレステロールとも呼ばれ，血管や末梢組織から余分なコレステロールを取り込んで，肝臓に運ぶ．逆に，低比重のリポタンパク（LDL）は，全身の組織にコレステロールを運んで供給するため，動脈硬化を促進させ，悪玉コレステロールと呼ばれている．血清総コレステロール値の高値やHDLコレステロール値の低下は，動脈硬化や心筋梗塞などの循環器疾患のリスクを高める．異常値で疑われる疾患は高脂血症，動脈硬化，糖尿病などである．

基準値は総コレステロール：130〜230mg/dl，HDLコレステロール：40〜80mg/dlである．

(10) 中性脂肪

中性脂肪は，体の皮下脂肪の主成分で，多いと，動脈硬化の危険因子となる．中性脂肪値は，食事の影響が大きく出るので，検査は早朝の空腹時に行う．高値で疑われる疾患は肥満症，糖尿病，甲状腺機能低下症，アルコール性脂肪肝などで，基準値は60〜130mg/dlである．

(11) 血糖（グルコース）

グルコースは全身の細胞のエネルギー源として使われるため，つねに一定範囲の濃度に保たれている．この血糖濃度の調節にはインスリンが大きな役割を果たしているが，インスリンが不足したり，またインスリンの作用が低下したりすると血糖値は高くなる．高値で疑われる主な疾患は糖尿病，副腎皮質機能亢進症，食後，ストレスなどである．低値の場合はインスリン過剰，膵臓疾患，甲状腺機能低下症などが疑われる．

基準値（空腹時）は60〜110mg/dlである．

(12) HbA1C（ヘモグロビン・エイワンシー）

ヘモグロビンが血中の糖類と酵素を介さずに結合して生じたものの総称をグリコヘモグロビンという．その代表がHbA1cで，赤血球の寿命が約120日と長いので，2〜3カ月の血糖値の平均を反映する．血糖や尿糖は検査を受けた時点の値で食事のある影響を受けるが，HbA1cは長期間の血糖の状態をあらわすため，食事を抜いても変化しない．

基準値は4.3〜5.8％で，6.5％以上であれば，ほぼ糖尿病と判断してよい．

(13) 血中尿素窒素（BUN）

尿素は肝臓で合成され腎臓で濾過されるので，肝臓に障害があると合成されなくなり減少する．また，腎機能が低下すると濾過できなくなり高窒素血症といわれる状態になり増加する．すなわち腎臓の排泄機能をみる指標である．尿素窒素は窒素化合物の代表的なもので，クレアチニン，尿酸なども窒素化合物である．増加で疑われる疾患は腎不全，尿路閉塞などで，減少では肝硬変，タンパク欠乏症などが疑われる．

血液中のクレアチニンの数値も腎臓の排泄機能をみる指標である．

基準値は，尿素窒素で8〜20 mg/dl，クレアチニンでは男性0.7〜1.5mg/dl，女性0.5〜1.2mg/dlである．

(14) 尿酸

尿酸は，細胞の核の成分であるプリン体の代謝産物で，腎臓や肝臓の機能が低下したときや核タンパクが異常に壊れると，血液中の尿酸値が高くなる．尿酸は，水に溶けにくいため結晶を形成し，血液濃度が上がると関節や腎臓に沈着する．特に足の親指の関節は沈着しやすい部位で，激しい痛みを伴った関節炎を引き起こす（痛風の発作）．

異常値で疑われる主な疾患は痛風，腎機能障害，白血病，溶血性貧血など．基準値は男性：3.0〜7.0mg/dl，女性：0.5〜6.0mg/dlである．

5. 尿検査

尿の成分や性質，量などを調べ罹患している疾患の一次スクリーニングとして広く実施されている．尿中の化学成分を調べる検査で，尿中に試験紙を浸しその色の変化をみて異常がないか調べる．腎機能障害や膀胱炎，腎炎などで尿路系に炎症がある場合には尿中にタンパク質と潜血反応が出る．また，腫瘍や結石が尿路系にある場合にも，潜血反応が陽性になる．

糖尿病の場合はブドウ糖が尿から検出されるが，糖尿病が悪化するとケトン体も陽性となる．肝機能障害がある場合は，ビリルビンやウロビリノーゲンが陽性になる．また胆管がつまるとビリルビンが尿から検出されるようになる．

(1) 色

正常色は淡黄色から黄褐色である．乳白色の場合は尿路感染症による膿尿が疑われる．血尿の場合は赤から赤黒褐色になる．黄疸が進むと黄褐色に黄染される．

(2) 尿比重

飲水，食事，発汗，発熱，下痢，嘔吐などで尿比重は変化する．基準値は1.015〜1.025である．比重が高くなれば色は濃くなる．

成人の1日の尿量は800 ml〜1,500 mlである．500 ml/日以下を乏尿，2,000 ml/日以上を多尿という．蓄尿している患者では尿量と尿比重を測定し補液の量を調節する．

(3) 尿糖

尿糖を認めても必ずしも糖尿病ではない．しかし，尿糖が認められた場合は糖尿病の検査を行い精査する．

(4) 尿タンパク

尿タンパクが認められても必ずしも腎疾患ではなく，生理的タンパク尿や運動によるタンパク尿である場合もある．腎疾患によるタンパク尿としては，ネフローゼ，糸球体腎炎をはじめ種々の腎尿路疾患があるので精査する必要がある．

(5) ウロビリノーゲン

肝臓から胆汁中に排泄されたビリルビンが腸内細菌による還元を受けてウロビリノーゲンが生成される．この一部は腎から尿中に排泄されるので健常者の尿中には少量のウロビリノーゲンが存在する．尿中ウロビリノーゲンの測定は，肝障害や黄疸のスクリーニングとして有用である．通常では偽陽性となる．

(6) ケトン体

アセトン，アセト酢酸，β－ヒドロキシ酪酸のことをまとめてケトン体という．ケトン体は脂肪の分解により肝臓で作られ，種々の臓器でエネルギー源や脂肪の合成に再利用される．

体内にケトン体が増加した状態すなわちケトアシドーシスは糖尿病，高脂肪食，絶食，運動，外傷や大手術，発熱などでみられる．これらの状況ではエネルギー補給のためにブドウ糖や，グリコーゲンのような糖質よりも脂質を利用していることを意味する．

糖尿病患者の場合，尿ケトン体が陰性ならば糖尿病の管理は良好であり，尿ケトン体が陽性ならば管理状態は不良で，詳しい検査が必要とされる．通常では陰性となる．

6. その他の検査

1) 免疫・血清検査

梅毒, B型・C型肝炎, HIV, リウマチの検査などがある.

2) 血液ガス検査

血液中のPaO_2, $PaCO_2$, pHは狭い範囲で, 一定に保たれているが, 呼吸機能や循環機能の異常でこれらの値が変動する. 特に動脈血のガス分圧は重要である. 基準値は, 動脈血酸素分圧：80〜100 mmHg, 動脈血二酸化炭素分圧：35〜45 mmHg, pH：7.36〜7.44 重炭酸イオン（HCO_3^-）：22〜26 mEq/l, 余剰塩基（BE）：−2〜+2 mEq/l.

(吉田和市)

■参考文献

ⅰ) 堀 清記編：TEXT生理学第3版, 南山堂, 東京, 1999.
ⅱ) 本郷利憲他編：標準生理学第5版, 医学書院, 東京, 2000.
ⅲ) 谷口省吾他：麻酔・生体管理学, 学建書院, 東京, 2003.

II 局所麻酔

1. 局所麻酔薬

1) 局所麻酔薬の作用機序

(1) 浸潤

歯の局所麻酔を行うためには，歯髄に局所麻酔薬を作用させる必要がある．その効果を及ぼすためには，注射針の刺入部位となる粘膜から歯槽骨を経て歯根膜に至り，根尖部の神経にまで達する，すなわち浸潤する必要がある．このように浸潤する間，薬剤は分散し，注入した量のごく一部だけが根尖部の神経（歯髄）に至る．したがって，注入する部位が効果を発現するべき部位にできるだけ近いことや，より高濃度の薬剤を使用すること，可及的に大量の薬剤を注入することが十分に作用させるための要件になる．

歯以外の歯周組織や歯肉，骨に麻酔作用を及ぼすためには硬組織を通じて浸潤して行く必要があり，他の部位と比べて十分な麻酔効果を得るのが難しい．そこで，歯科領域の局所麻酔薬は，局所の濃度を高く保つために，使用する薬液の濃度を高くしたり，血管収縮薬を含有させたりするなどの特徴をもつ．

(2) 解離

局所麻酔薬は，水溶しにくい3級アミン（R≡N）のために，塩酸塩として供給されていて，下記のように塩基と4級アミンに（R≡NH$^+$）解離している．

$$R \equiv N \cdot HCl \Leftrightarrow R \equiv NH^+ + Cl^-$$
$$R \equiv NH^+ \Leftrightarrow R \equiv N + H^+$$

pHが低い（水素イオンが多い）環境では平衡になろうとしてR≡NH$^+$が増加し，pHが高い（水素イオンが少ない）とR≡Nが増加する．

(3) 神経への浸潤

局所麻酔薬は，R≡Nとして濃度勾配（拡散）により神経鞘を通過する．その後，組織間隙で再びR≡NH$^+$となり，神経膜に存在するナトリウムチャンネルに結合する．すると，このチャンネルでの活動電流が阻害されて麻酔作用が発現する（図II-1）.

(4) 影響する因子

①用量

用量を増加させると麻酔作用は増強される．すなわち，麻酔薬が多量であればあるほど，麻酔の効果が早く，強く，そして長く効果を及ぼす．

②組織のpH

局所麻酔薬R≡N・HClは組織中で

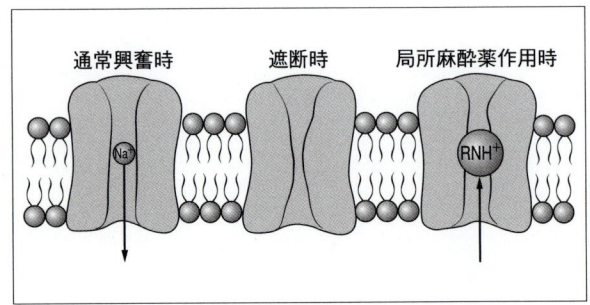

図II-1　Na-Kチャンネルのブロック様式

左のように通常はNaイオンが自由に上方の細胞外から下方の細胞に行き来して神経伝達を可能にするが（通常興奮時），中央のように閉じていると伝達できない（遮断時）．局所麻酔薬（RNH$^+$）は右のようにNaチャンネルを塞ぎ神経伝達を妨げる（局所麻酔薬作用時）．

$$R \equiv NH^+ \Leftrightarrow R \equiv N + H^+$$

となり，非イオン化型の局所麻酔薬R≡Nが神経鞘を通過する．組織のpHが低い，すなわち，酸性度が強いとき，いい換えれば水素イオン濃度が高いとR≡Nが減少して麻酔効果が減弱する．例えば，炎症を起こしている部位はpHが低くなり，R≡Nの濃度が下がるので麻酔効果が減弱，すなわち，麻酔が効きにくくなる．一方，pHが相対的に高いと水素イオン濃度が上昇するので，麻酔効果が発現しやすくなる．

③解離定数（pKa）

R≡Nが多いほど神経鞘を通過しやすく，麻酔の効果発現は速やかになる．解離定数（pKa）が小さいほどR≡Nは多くなるので，効果はより速やかに発現する．

④脂溶性

脂溶性の高い薬剤は神経鞘を通過しやすいので，効果がより速やかに発現する．

⑤タンパク結合能

神経膜にあるタンパク質で構成されるナトリウムチャンネルは，タンパク質と結合しやすいので，その結合能が強い局所麻酔薬ほど，麻酔効果が強く出る．

⑥血管拡張

血管が拡張すると薬剤が速やかに組織から血中へ移行するので，組織での薬剤濃度が高まらずに効果が減弱する．したがって，血管拡張作用が強い局所麻酔薬は麻酔効果が発現しにくいことになる．

⑦急性耐性（Tachyphylaxis）

反復投与された薬剤に対して感受性が低下することを耐性というが，その間隔が短いものを急性耐性，タキフィラキシー（Tachyphylaxis）と呼んでいる．局所麻酔薬を反復投与，すなわち，追加投与すると効果が弱くなるといわれている．前もって組織に注入された局所麻酔薬が，組織のpHを下げ，組織の浮腫をもたらし，浸出液を増やすことなどが，効果を減弱させるためと考えられている．

（5）代謝・排泄

①代謝

アミド型局所麻酔薬は主として肝臓で代謝される．肝臓のミクロソーム内のチトクロームP-450がアミド結合を脱アルキル化し代謝する．その半減期は数時間であるとされる．重篤な肝疾患や肝循環の低下している場合には，代謝速度が遅いのでこの分解が阻害され，中毒が起こりやすいとされる．

エステル型局所麻酔薬は，血漿中の偽コリンエステラーゼによりアミノアルコールとカルボン酸に代謝されるが一部は肝臓で加水分解を受ける．半減期は数分とアミド型に比べてきわめて短い．血漿コリンエステラーゼの少ない非定型（偽）コリンエステラーゼ血症患者では，血中濃度が上昇して中毒が起こりやすくなる．本症は遺伝性にみられるので，血縁関係に本症がある場合には，エステル型局所麻酔薬の使用は相対禁忌となる．

②排泄

局所麻酔薬の大部分は代謝された後，腎臓を経て尿中に排泄される．ごく一部は代謝されずにそのまま尿中に排泄される．アミド型局所麻酔薬の一部は胆汁から腸管に排泄され，再吸収されるという腸管循環に入る．重篤な腎障害があれば，代謝産物の血中濃度が上昇する可能性が否定できない．

2）薬剤

（1）リドカイン

①薬理

現在，歯科領域で最もよく使用されている標準的なアミド型の局所麻酔薬である（**図Ⅱ-2**）．結

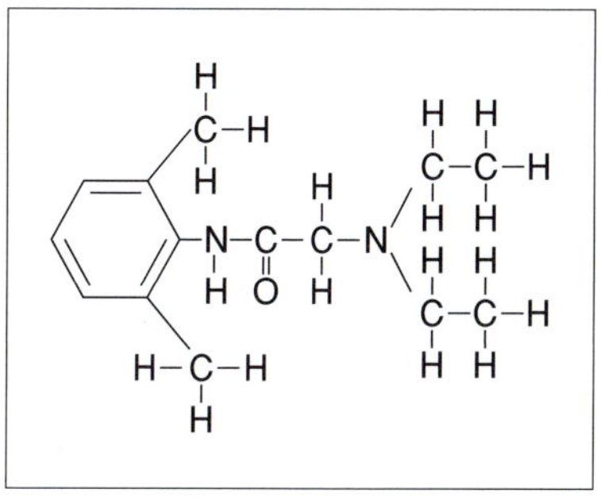

図Ⅱ-2　リドカインの構造式

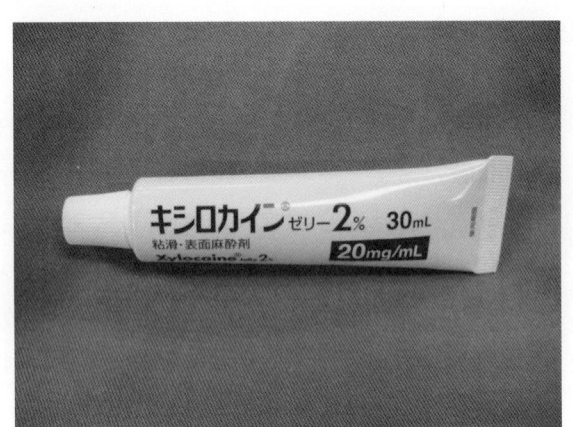

図Ⅱ-3 キシロカイン®ゼリー

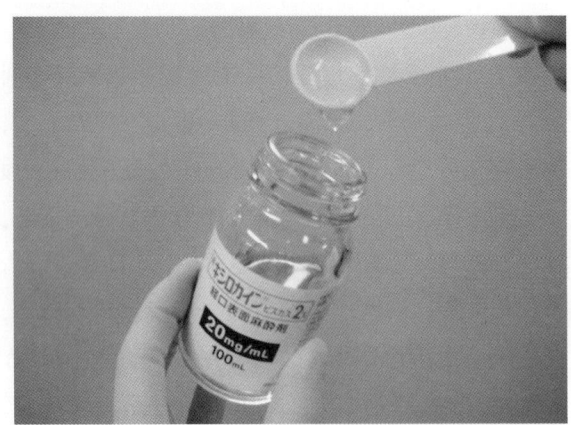

図Ⅱ-4 キシロカイン®ビスカス

晶は白色で，水に溶けやすく，pHが変化しても，煮沸しても分解しない安定した化合物である．組織への浸透性は高く，麻酔効果はエステル型であるプロカインより強い．組織への浸透性に優れ，持続時間は1.5～2時間といわれる．アミド型の局所麻酔薬なので，肝臓のミクロソームでほとんどは分解され，その後，腎臓から排泄されるが，肝臓での代謝産物の中に局所麻酔効果をもつものがある．

一般の浸潤麻酔や伝達麻酔だけでなく，表面麻酔にも使われ，表面麻酔作用は麻薬のコカインに匹敵するといわれる．そのため，スプレー（8%），やや甘味をおびたビスカス（2%），表面麻酔用のゼリー（2%），静脈注射の痛みを和らげるテープ（60%）といった複数の剤型が供給されている．

浸潤麻酔や伝達麻酔に用いられる溶液の濃度は2%で，歯科領域に広く使われている．本剤は，そのほかに0.5%や1%などの濃度でいくつかの剤型や容量で供給され，医科領域でも広く使用されている．歯科領域では注射薬として歯槽骨などの硬組織に浸透して行かなければならないので，2%以上の高濃度の薬液を使用することが特徴となる．

一方，リドカインは心筋の被刺激性を抑制するので，抗不整脈薬としても使われる．特に，心室性不整脈（期外収縮）や心室頻拍に有効であり，持続的に静脈内に投与される場合も多い．心室性不整脈には1～2 mg/kgまたは持続的に1 mg/kg/hで2%（20 mg/ml）溶液を用いる．ただし，上室性不整脈には効果が少ない．

リドカインには血管拡張作用があり，この作用を使って微小血管吻合手術の際に吻合操作を容易にするために振り撒くこともある．この血管拡張作用のために薬液の血管への移行が促進され，局所の濃度が下がるので，リドカイン単独では歯科治療に際しての十分な効果時間が得られないことが多い．そこで，アドレナリンに代表される血管収縮薬が添加されている．

きわめてまれであるが，リドカインによるアナフィラキシーやアナフィラキシー様反応の報告がある．

②使用法

a. ゼリー（図Ⅱ-3）

濃度は2%で表面麻酔として用いる．消化管の内視鏡検査でファイバースコープを円滑に挿入するために使われている．その他，全身麻酔の気管チューブに塗って気管挿管時の気道への刺激を軽減する目的で，あるいは胃管の挿入，尿道カテーテルの留置，直腸体温計の挿入などを円滑に行うためにも使われている．

歯科では局所麻酔注射の刺入の痛みを和らげるためによく使われるが，長時間，局所に滞留させていても完全な無痛は得にくい．そこで，小さな綿球などに塗布して口腔内に留置しておくと，痛みを抑制する効果が期待できる．その他，亢進した嘔吐反射を抑制するために口蓋粘膜に塗布して印象採得などの歯科処置を行う場

II 局所麻酔

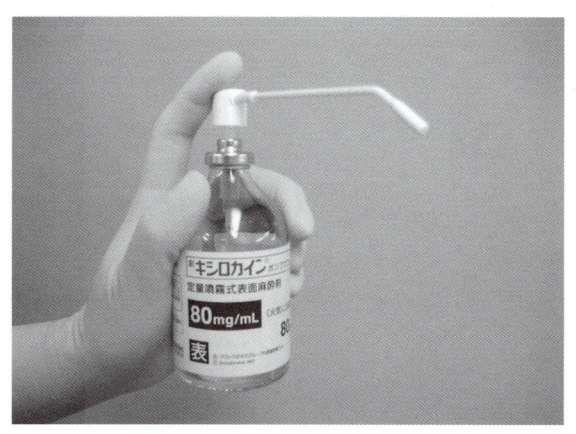

図II-5 キシロカイン®スプレー

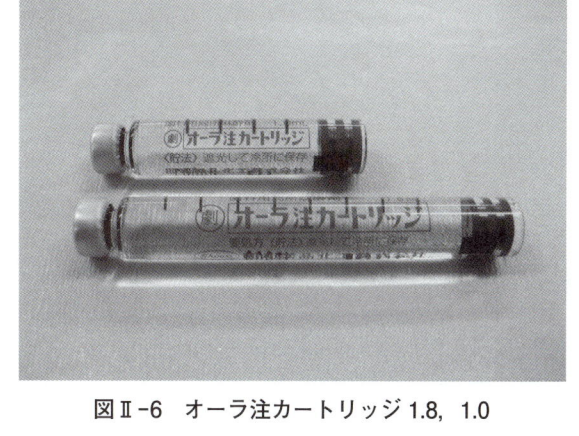

図II-6 オーラ注カートリッジ1.8, 1.0

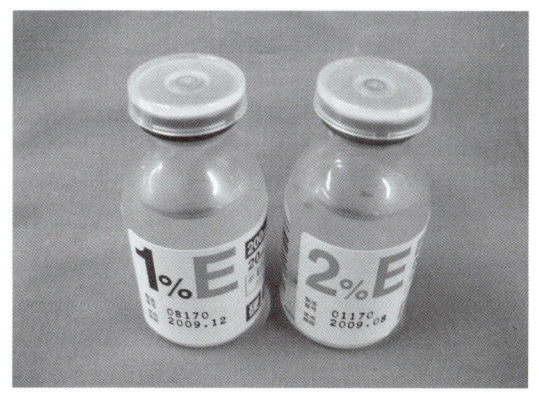

a：キシロカイン®バイアル

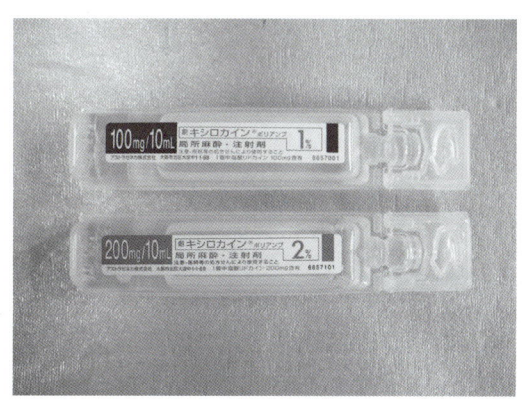

b：キシロカイン®ポリアンプ

図II-7 注射液

合がある．

b. ビスカス（図II-4）

　甘味をおびた無色透明の粘性のある液体で，2％の濃度である．内視鏡検査の際の嘔吐反射を防止するために頻用されている．歯科領域で注射針の刺入の痛みを軽減する目的では操作性に劣り，局所に長時間作用させることは難しい．100 mlの瓶で提供されている．

c. スプレー（図II-5）

　ゼリーやビスカスよりも濃度の高い8％溶液を1回8 mg（0.1 ml）スプレーできるポンプスプレーで噴霧する剤型である．全身麻酔の気管挿管時に使用して，局所麻酔効果と円滑な気管挿管を期待する．口腔内に直接噴霧すると不必要な部分にまで麻酔効果が及んでしまうので，ゼリーを塗布するように，小さな綿球などに噴霧してから口腔内の注射針の刺入部位に数分間留置する．

d. カートリッジ（図II-6）

　歯科治療の浸潤麻酔や伝達麻酔は頻繁に行われるので，カートリッジタイプで簡単に準備ができるように工夫された剤型である．前もって，2％溶液の1.8または1.0 ml（欧米では2.0 ml仕様もある）を，両端をゴムで封じたガラス筒に充填してある．専用の注射器に装填して，浸潤麻酔と伝達麻酔に使用する．このタイプの薬剤は患者ごとに使えるので，感染の危険性が排除できる．

　現在，本邦では，キシロカイン®，オーラ注，キシレステシンなどが流通している．

e. 注射液（図II-7）

　1または2％で20 mlのバイアルまたは10 mlのポリアンプとしてそれぞれ供給されている．注射器に適当な量を吸引して，伝達麻酔に用いることが多い．カートリッジタイプに比べて準備がやや煩雑になる．

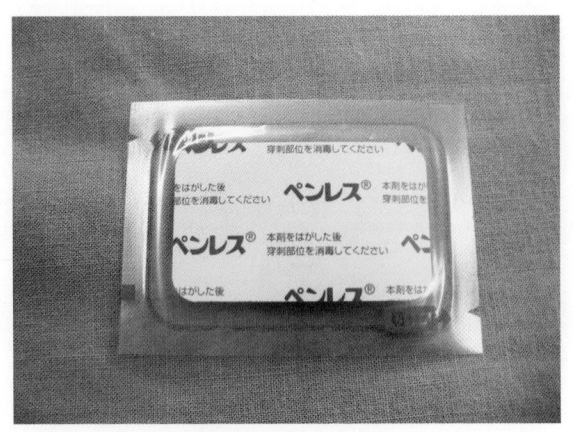

図Ⅱ-8　ペンレス®

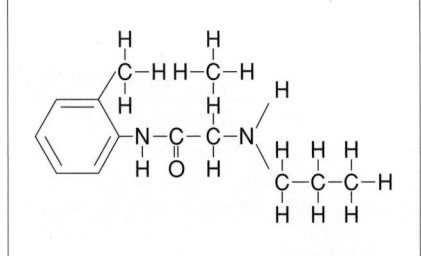

図Ⅱ-9　プリロカインの構造式

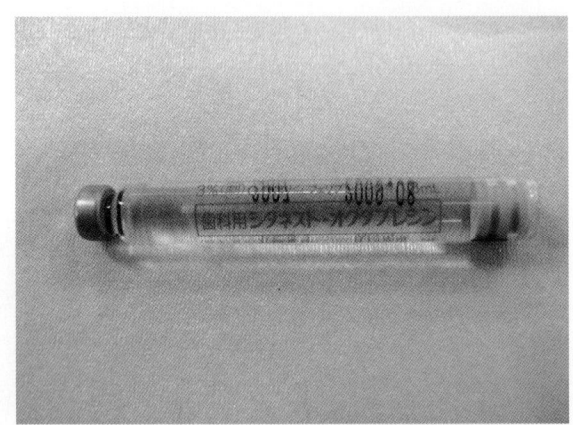

図Ⅱ-10　シタネスト・オクタプレシン®

f. 静注用注射液

心室性期外収縮に対する抗不整脈薬として2%（20 mg/mL）の濃度で用いる．心室性期外収縮や心室頻拍の際に緊急用として用いることもあるので，通常のアンプル以外に，前もって注射器に充填されていてただちに使えるようになっているプレフィルドシリンジ（リドクイック）もある．

g. リドカインテープ（図Ⅱ-8）

静脈留置針の刺入時の痛みを軽減するために開発された60%のリドカインテープ（ペンレス®）で1枚にリドカインとして18 mgを含有している．リドカインは水溶液ではなくテープ自体に含有されているので，塩酸塩にはなっていない．浸潤麻酔の際の口腔内への針刺入の痛みを和らげることは実験的に証明されているが，口腔粘膜へ貼付する適応はない．

(2) プリロカイン

①薬理

別名をプロピトカインといい，脂溶性が低く，麻酔効果はリドカインに比べて同等かやや劣るアミド型の局所麻酔薬である（図Ⅱ-9）．効果が発現するまでの時間は，リドカインに比べて長い．持続時間に関しては一定した見解がなく，下顎孔伝達麻酔ではリドカインと同程度で，浸潤麻酔では30%程度短いともいわれている．毒性はリドカインに比べて低く，蓄積作用もほとんどない．

600 mg以上を使用すると，メトヘモグロビン血症を起こすことがある．これはプリロカインの代謝産物であるトルイジンが血中で酸素運搬を担うヘモグロビンを酸素運搬能力のないメトヘモグロビンに変換し，メトヘモグロビンが増加して，その結果，チアノーゼを呈する疾患である．しかし，歯科で用いられているプリロカイン溶液の濃度は3%なので，600 mgは20 mLに相当し，このような大量の薬液を使うことはきわめてまれである．さらに，血管収縮薬を含む薬液を使用するので，血中への移行は緩徐となり，本症が起こる可能性はほとんどない．ただし，先天性のメトヘモグロビン血症患者には少量のプリロカイン投与で症状を悪化させることが考えられるので，使用は避けたほうがよい．治療にはメチレンブルーやアスコルビン酸を用いる．

②使用法

リドカインのカートリッジのように，前もって充填された薬剤を金属製の注射器に装着して用いる（図Ⅱ-10）．容量は1.8 mLで血管収縮薬としてフェリプレシン（オクタプレシン®）またはアドレナリンを含む．プリロカインは，シタネストという商品で，高血圧疾患をはじめとする循環器

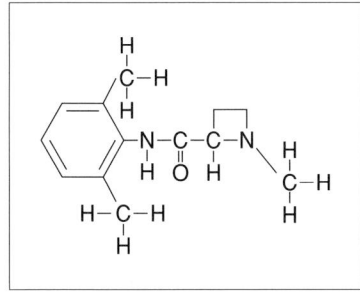

図Ⅱ-11 メピバカインの構造式

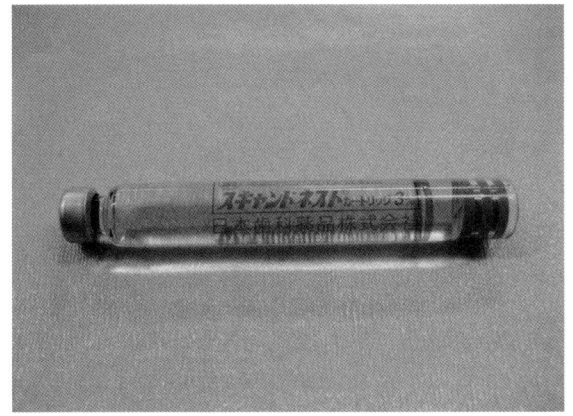

図Ⅱ-12 スキャンドネスト®

疾患などの血圧が上昇しやすい症例に好んで用いられてきたが，プリロカイン自体に血圧を安定化する作用があるわけではなく，血管収縮薬としてアドレナリンではないフェリプレシンを含有しているプリロカイン製剤があるためである．

リドカインと同様に，浸潤麻酔と伝達麻酔に使われるが，そのほかの表面麻酔のための製剤などはない．

(3) メピバカイン

①薬理

麻酔効果，作用発現までの時間，作用時間などはリドカインと類似しているアミド型の局所麻酔薬である（**図Ⅱ-11**）．リドカインと異なる点は，それ自体に血管拡張作用がきわめて少なく，逆にわずかな収縮作用があるともいわれていることである．カルボカインという商品名で，医科領域の硬膜外麻酔や脊椎麻酔に長年使用されている．欧米では歯科用として30年以上も使われてきているが，わが国ではようやく近年になってカートリッジタイプの注射薬が市販されるようになり，歯科臨床でも身近なものになってきた．これまでにメピバカイン使用によるアレルギーは報告されていない．

②使用法

歯科用として用いられる1.8 mlのカートリッジタイプの薬剤には血管収縮薬が含まれていない（**図Ⅱ-12**）．したがって，血管収縮薬の使用を避けたい全身疾患を合併している患者や高齢者への局所麻酔，30分以内の比較的短時間の手術や小規模で侵襲の少ない治療，小児や知的障害者で治療後の咬傷を避けたい場合などに適している．さらに，メチルパラベンや亜硫酸ナトリウムのような防腐薬などの添加材料が全く含まれていないので，より安全に使えると考えられている．3%溶液のスキャンドネスト®としてわが国では流通している．

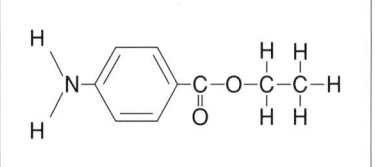

図Ⅱ-13 ベンゾカインの構造式

(4) ベンゾカイン

①薬理

アミド型のリドカイン，プリロカイン，メピバカインとは異なるエステル型で，アミノ安息香酸エチルともよばれる（**図Ⅱ-13**）．アミノ基をもたないので水に溶けにくく，表面麻酔薬として用いられている．吸収が遅いので効果発現までには時間がかかるが，逆に毒性は低く持続時間は長くなる．血管にわずかしか吸収されず，抗菌作用があるとの報告がある．

②使用法

浸潤麻酔や伝達麻酔として用いられることはなく，表面麻酔薬として軟膏またはゼリーとして5～10%の濃度のものが使われている．注射針の刺入の痛みを緩和するために，軟膏は直接粘膜に塗布したり，液体では小さな綿球を浸したりして粘膜に作用させる．

ハリケインリキッド・ゲル（**図Ⅱ-14a**），ビーゾカインなどが市販されている．

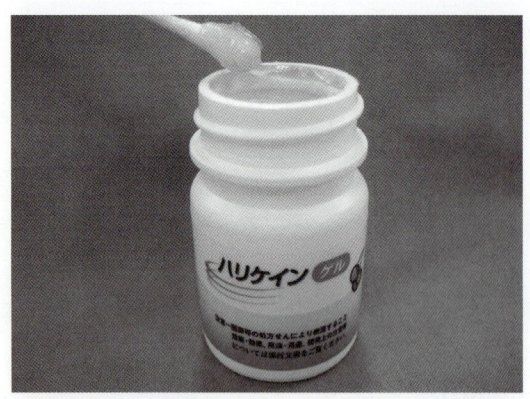

a：ハリケインゲル

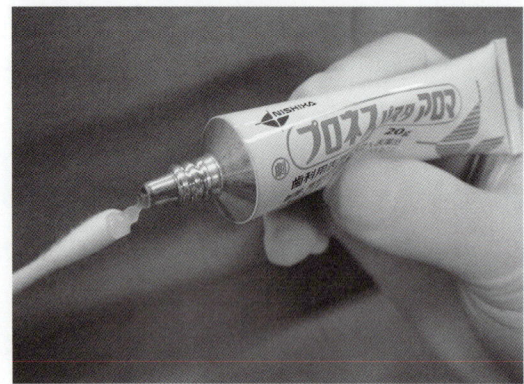

b：プロネスパスタアロマ
図Ⅱ-14　軟膏状の表面麻酔薬

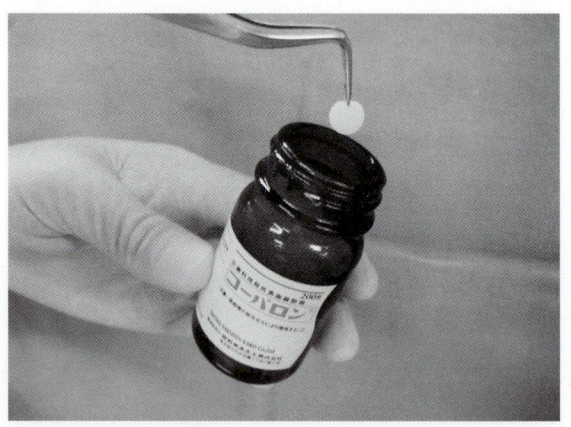

図Ⅱ-15　テトラカインの構造式

なお，ベンゾカインに加えて，テトラカインとジブカインの計3種類の局所麻酔薬を含むプロネスパスタアロマという表面麻酔に用いる軟膏もある（図Ⅱ-14b）．

(5) テトラカイン

①薬理

ベンゾカインと同様のエステル型で，麻酔効果は強いがそのぶん毒性も強い．持続時間は長いので中毒を生じやすいといわれている（図Ⅱ-15）．

②使用法

脊椎麻酔に用いられることが多く，歯科領域では6％溶液が表面麻酔に用いられる．

薬液中に小さなスポンジが浸漬されていて，これを粘膜に作用させるコーパロン®が市販されている（図Ⅱ-16）．

図Ⅱ-16　コーパロン®

2. 血管収縮薬

歯科治療に用いられる局所麻酔薬には，血管収縮薬が含まれていることが多く，他の医科領域ではみられない特徴である．

1) 目的

(1) 麻酔作用を増強する

麻酔薬は局所の組織から毛細血管に吸収されて，その部位の効果が減弱される．そこで，血管を収縮させてその吸収スピードを遅くすれば，麻酔効果が増強されるはずである．すなわち，血管収縮薬を局所麻酔薬に混合して注射すれば，血管が収縮することにより局所麻酔薬が吸収されにくく，局所にとどまる量が多くなるため，麻酔効果が強く発揮できる．Björnらの報告によれば，1％のリドカインではほとんど麻酔効果がなかったが，$10\mu g/ml$（1/100,000）のアドレナリンを添加すると90％にまで成功率が高まったという．すなわち，麻酔作用が増強されるので，結果的に使用する麻酔薬の量が少なくてすむことになる．

(2) 効果時間を延長する

血管収縮薬により局所麻酔薬の血管への吸収が阻害されるので，局所に長時間とどまることになり，麻酔時間の延長が期待できる．本来の局所麻酔薬の

効果時間を引き延ばすことができる．この効果は麻酔効果を増強させることと表裏一体の現象である．

（3）止血を期待する

　口腔粘膜は血管が豊富で，術野からの出血は操作を困難にする．また，リドカインは血管拡張作用があるので，さらにこの傾向が強まる．そこで，血管を収縮させ出血を最小限にして止血することは円滑な治療を進める要件となる．血管収縮薬は出血を防ぎ，出血量を減少させることができる．口腔という狭い部位で繊細な処置が必要な場合には，可及的に出血の少ない術野を得ることが何にもまして求められる．

　なお，一般の歯科治療では大量の出血のために，循環動態が変動したり，輸血が必要になったりすることはない．しかし，広範囲の口腔外科手術ではその可能性があるので，全身麻酔中といえども，血管収縮薬を含んだ局所麻酔薬を注入して出血量の抑制を意図している．

（4）中毒を予防する

　局所麻酔薬が局所に注入されると，毛細血管に吸収されるが，この過程は血管の豊富な口腔粘膜では特に顕著に観察される．大量の局所麻酔薬投与は，このことから局所麻酔薬中毒を起こす可能性がある．

　これに対して血管収縮薬は血管を収縮させるので，局所麻酔薬の血中への移行が抑制され，局所麻酔薬中毒が予防できる．ただし，通常の歯科治療で局所麻酔薬中毒の危険性があるほどの薬液量を使うことはない．局所麻酔薬中毒は，誤って血管内へ局所麻酔薬を注入してしまったときに発生する可能性がある．このような血管内への局所麻酔薬の誤注入を血管収縮薬が防ぐことはできない．

　血管収縮薬は生体，特に循環器系へ大きな影響があることが知られており，歯科麻酔学の分野ではさまざまな研究がなされてきた．また，現時点では血管収縮薬が添加されている濃度は高すぎるといわれている．

2）薬剤

（1）アドレナリン（図Ⅱ-17）

　エピネフリン，エピレナミンともよばれ，本来は副腎髄質から分泌されるホルモンで，交感神経が刺

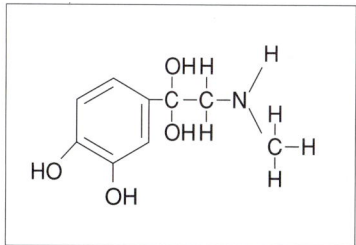

図Ⅱ-17　アドレナリンの構造式

激されると血中に分泌される．作用としては，心収縮力が増強されるために心拍出量が増加する一方，全末梢血管抵抗は減少するので血圧の上昇はそれほどではないとされる．注入された部位の血管は著明に収縮するので，局所麻酔薬に添加されている血管収縮薬として最もよく使われている．

　その他にも，皮膚や粘膜の平滑筋や唾液腺・汗腺などの腺細胞の刺激作用，骨格筋血管や気管支や腸管の平滑筋の拡張作用，グリコーゲン分解の増強，遊離脂肪酸の生成促進などの代謝亢進作用，インスリン，レニン，脳下垂体の分泌を変化させる内分泌作用，興奮をきたす中枢神経作用がある．

　このうち歯科治療で用いられる量で問題となるのは，心臓刺激作用である．現在，用いられているカートリッジタイプの2％リドカイン溶液には1/80,000の濃度，すなわち12.5μg/mlの濃度で含まれている．このカートリッジ1本（1.8 ml）または2本（3.6 ml）を局所注入すると，22.5μgまたは45.0μgのアドレナリンが同時に局所に注入されることになる．口腔粘膜は血管に富んでいるので，アドレナリンは局所から速やかに血中に移行し，心拍出量の増加や血圧上昇がみられることが多い．これが，高血圧をはじめとする循環器疾患を合併する患者には慎重に投与するべき根拠となる．さらに，内分泌作用から甲状腺機能を賦活したり，血糖値を上昇させたりする．

　したがって，糖尿病や甲状腺機能亢進症といった内分泌疾患などに対して，アドレナリンを含むリドカイン溶液の添付文書に原則禁忌としている「高血圧，動脈硬化，心不全，甲状腺機能亢進，糖尿病のある患者及び血管攣縮の既往のある患者」には投与しないことを原則とするが，特に必要とする場合に

```
Cys—Phe—Phe—Gly—Asn—Cys—Pro—Lys—GlyNH₂
```

図Ⅱ-18 フェリプレシンの構造式

は慎重に投与することとされているゆえんである．

現在のところ，歯科用局所麻酔カートリッジに含まれているアドレナリンの濃度は1/80,000（12.5μg/ml）または酒石酸水素アドレナリンとして1/72,000（13.9μg/ml）であるが，力価としては等しい．心・血管系に大きな影響を及ぼす可能性のある血管収縮薬は，血管を収縮させる目的を達成できる範囲内で可及的に少量であることが望ましい．そこで，局所麻酔薬の濃度は維持したままで血管収縮薬の濃度だけを低くしたカートリッジを調製して使用することもある．すなわち，カートリッジの内容量の一部を廃棄し，そのかわりにアドレナリンを含まない同じ濃度のリドカインを充填して供する方法で，血管収縮薬として十分な効果があり，さらに，循環器系への影響が最小限に食い止められることが確認されている．

(2) フェリプレシン（図Ⅱ-18）

下垂体後葉ホルモンの1種である抗利尿ホルモンに分類されるバゾプレシンは血圧を上昇させるほか，末梢血管を収縮させる作用がある．このホルモンの血圧上昇作用と冠動脈収縮作用を弱め，末梢血管収縮作用を期待した合成ホルモンがフェリプレシン（オクタプレシン®）である．アドレナリン同様，局所麻酔薬に添加される血管収縮薬として用いられている．本薬剤は弱められたとはいえ，冠動脈収縮作用が残っているので，大量に使用すると冠血流量の減少が認められる．かつては，フェリプレシンはアドレナリンに比べて高血圧などの循環器疾患を合併する患者に安全に使えるといわれていた．しかし，実験的に冠血流量の減少が確認されているので，虚血性心疾患，冠動脈硬化症あるいは高齢者には注意して使用するべきであると，最近，見解が変化している．

3. 安定化剤と防腐薬

歯科用の局所麻酔薬にはアドレナリンのpHを安定にするために，安定化剤が含まれている．また，本来，薬液は冷蔵庫などの冷暗所で保存するのが望ましいが，使用時には室温に戻したほうが刺入時の痛みが少ないといわれている．そして，室温のカートリッジを再度冷暗所に保管することもあるので，歯科用局所麻酔薬の中には防腐薬が添加されていることがある．近年，このような添加物を含まない薬剤が主流になってきた．

1）ピロ亜硫酸ナトリウム

血管収縮薬のアドレナリンのpHを安定化させる酸化防止剤として，0.05～0.1％の濃度で添加されている．

2）パラオキシ安息香酸メチル（メチルパラベン）

防腐薬として0.1％の濃度で添加されている．「パラベン」と略されて化粧品をはじめとする種々の製品にも添加されており，近年，アレルギーの原因物質として注目されている．

4. 局所麻酔用の注射器と注射針

歯科領域の局所麻酔は頻繁に行うことが多いので，準備を簡略化するためにカートリッジに前もって充填された薬液を使うことが多い．また，注射法によっては注入に強圧を必要とするので，通常の注射器では困難なことがある．そのために金属製の注射器と，アダプターの両側に針が突き出ている特殊な注射針を使うことが多い．また，痛みが少なく円滑な注入を期待して電動の注射器も出回っている．

1）注射器

(1) 手動注射器（図Ⅱ-19）

歯科治療では，注射液を含むカートリッジを確実に装填するための金属製の注射器を使用することが多い．浸潤麻酔の方法によっては，強圧を必要とする場合があるので，強固に設計されていて，プラン

II 局所麻酔

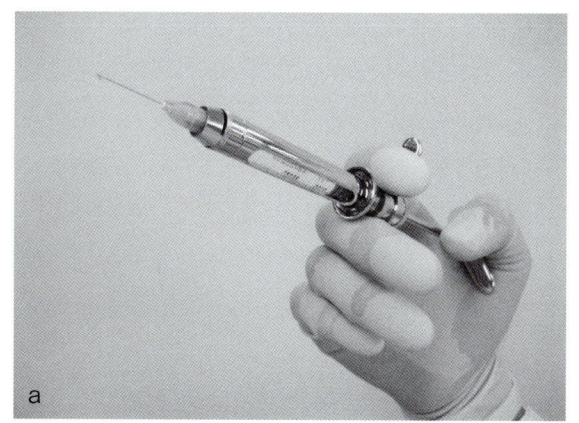

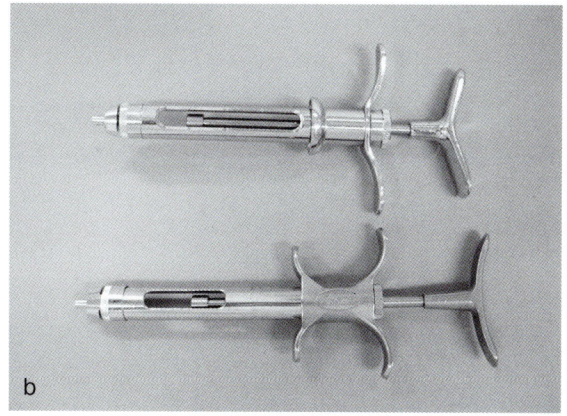

図Ⅱ-19 カートリッジ式注射器

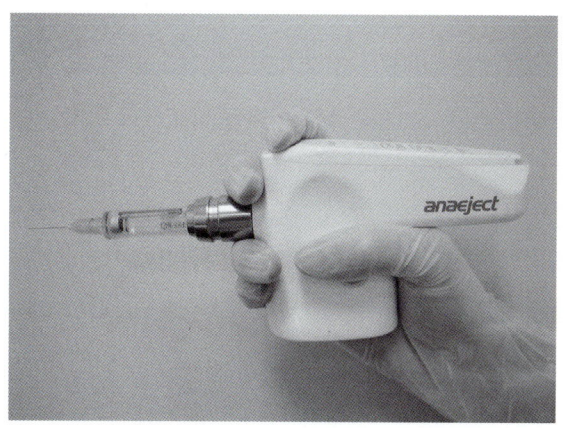

a：アネジェクト

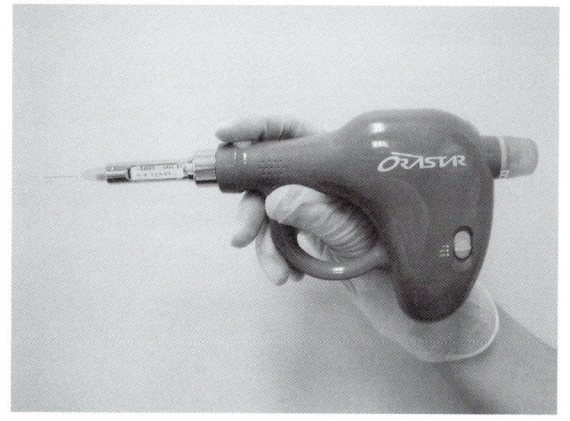

b：オーラスター
図Ⅱ-20 電動注射器

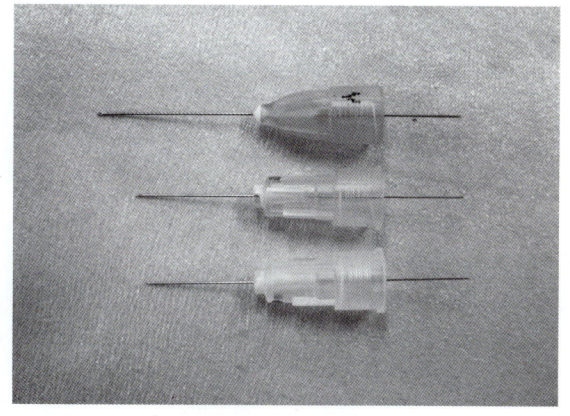

図Ⅱ-21 注射針

ジャー（押棒）を第Ⅰ指（拇指）と第Ⅱ指（示指）の間でしっかり押し込めるようになっている．内筒にばねが備えてあり，それを引きながらカートリッジを取り付ける．また，内筒の先端をカートリッジに食い込む槍状の形態にすると，吸引テストができ，注射針先端が血管に入っていないことが確認できる．

(2) 電動注射器（図Ⅱ-20）

局所麻酔注射では，狭い口腔内の粘膜に注射針を刺入し，薬液を組織に注入しながら注射器を進めるという複雑な操作をしている．そこで，注入を自動的に行う電動注射器が使われている．薬剤と注射針は従来の手動式のものが使用可能で，傍骨膜麻酔と歯根膜内麻酔に適応があるが，伝達麻酔には機器の大きさから使用できない．注入スピードを選択できるので，痛みの少ない注入が期待できる．

2）注射針（図Ⅱ-21）

刺入の痛みを緩和するために，一般の医療で使われる注射針より32ゲージや33ゲージなどの極細のものを使うことが多い．患者側だけでなくカートリッジ側にも短い注射針が伸びていて，これでカートリッジのゴムを通して薬液を注入できるようになっている．注射器への装着には注射針を回転させて接続する．なお，針先の断面を2面形成して，粘膜へ速やかに刺入でき，また，円滑に注入点まで進められるように工夫したものもある．

25

5. 局所麻酔法

歯科治療の対象となる口腔顔面領域は知覚神経が密に分布しているので，感覚が鋭敏でわずかな痛みも肉体的・精神的に大きな影響を及ぼす．一方，治療には痛みを伴う処置が多く，歯科医師は日常的に痛みを伴う処置を行っているといっても過言ではない．この痛みを最小限に抑えるために，局所麻酔は歯科医療の中で重要な役割を果たしている．

1）表面麻酔法

表面麻酔の目的は，歯石除去などの表層で比較的簡単な短時間の処置の無痛状態をもたらす，表層の生検時の一時的な無痛状態をもたらすなどであるが，ほとんどは注射による局所麻酔時の刺入の痛みを緩和するために用いられている．

作用させる前（貼付前）にクロルヘキシジンなどで注射針を刺入する部位を清拭する．アルコールは粘膜を刺激するので避ける．清潔な綿球やガーゼで粘膜の水分を拭き取っておいたほうが，効果がより確実になる．また，局所からの拡散を防止できるので，不要な部位の麻酔や苦味などの不快感を及ぼさずにすむ．さらに，薬剤が注射針の刺入部位から外れて口腔内深くまで達し，咽頭部や喉頭部にまで麻酔効果が及ぶ危険性も考えられる．したがって，小さな綿球にリドカインをスプレーしたり，同じく綿球にリドカインゼリーを塗りつけたり，綿棒の先端でペースト状の薬剤をすくったり，薬液を浸したスポンジを取り出したりして準備する．このような表面麻酔薬を刺入点に貼付して，表層に浸潤するのを待つ（図Ⅱ-22）．作用時間が長いほど，また，作用部位に薬剤が確実に停留するほど効果は確実になるので，綿球やロール綿を留置するなどで作用時間を延長させる工夫をすることが多い．そのため，頰粘膜や口唇粘膜などで固定がしやすい唇側や頰側の部位のほうが効果が確実になる．

2）浸潤麻酔法

歯髄や歯肉など目的とする部位の局所麻酔を，その部位の近傍に局所麻酔薬を注入し，濃度差を利用

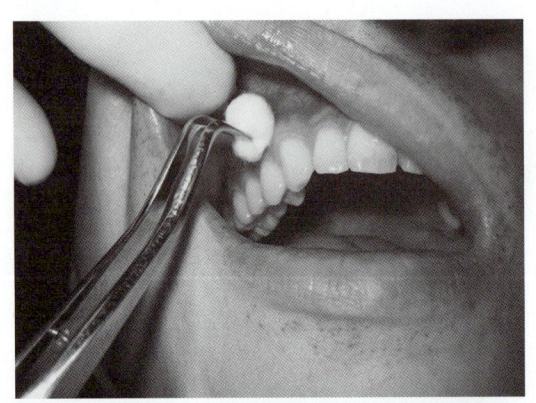

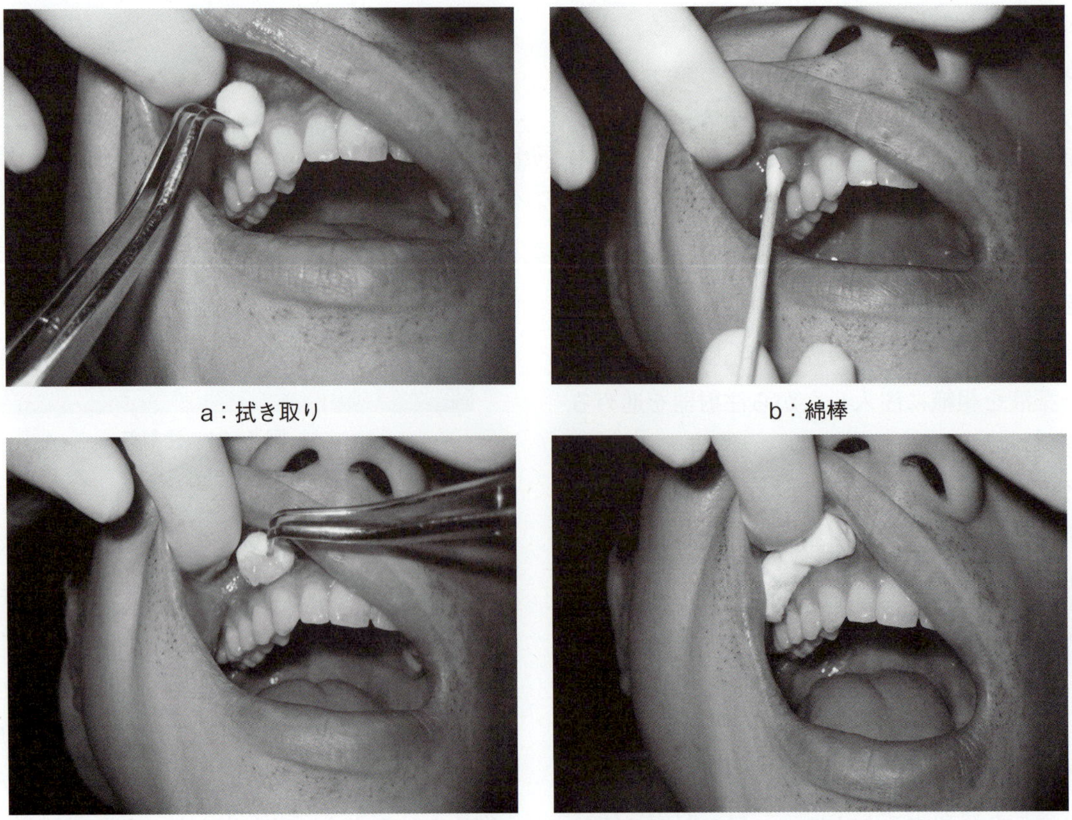

a：拭き取り

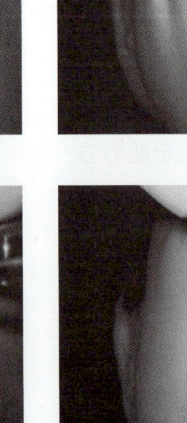

b：綿棒

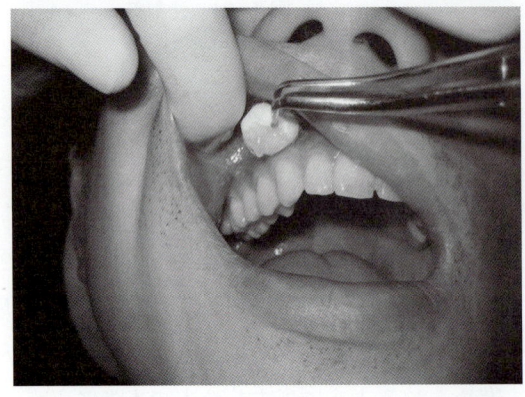

c：綿球

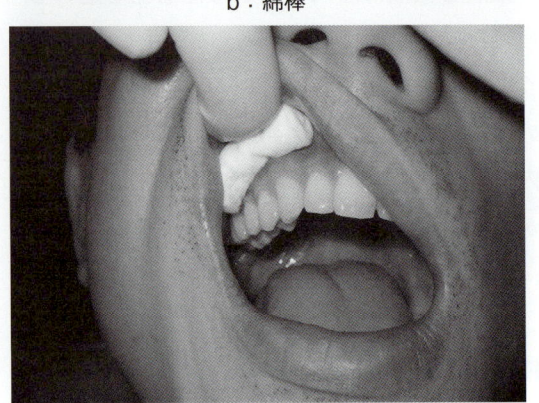

d：ロール綿

図Ⅱ-22 表面麻酔法

して目的の部位に達せしめる方法である．したがって，注入部位が目的とする神経に近ければ近いほど効果は速やかにかつ長時間持続し，また，不要な部位への麻酔が抑えられる．しかし，たとえば歯髄の麻酔を目的とする場合でも根尖孔付近は歯槽骨で蔽われているので，特殊な注射器を使う以外には歯髄の近くに麻酔薬を到達させることは難しい．

(1) 傍骨膜注射（図Ⅱ-23）

浸潤麻酔法には，以下に述べる歯根膜内・骨内注射のほかに骨膜・骨膜下注射法があるが，最もよく使われている注射法は，この傍骨膜注射である．傍骨膜とは骨膜の近傍で局所麻酔薬を注入するという意味で，注射針を骨膜に接したり骨膜下に深く入れたりするものではない．骨膜は注入された薬剤による広がりの際に痛みがきわめて強いといわれているので，この注射法が推奨されている．理論上，傍骨膜に到達したことはわからないので，実際には骨膜に到達したときの固い感覚を最も深い刺入位置とする．

①刺入前の準備

これから浸潤麻酔を行うことを患者に告げる．その際には「注射をする」とか「痛いですよ」といった痛みを連想するような言葉使いは避け，「歯の周囲を感じなくさせる」とか「麻酔をかける」などの表現を用いる．特に，小児にはきめ細かな配慮が求められる．注射器をコントロールしやすいように手指でしっかりと固定し，注射器をもつ腕の脇を締める．

②注射針の刺入

刺入点は，基本的には目的とする歯の歯肉頰移行部の根尖相当部とする．そのほか，歯間乳頭部も好んで使われる．この部位は血流が十分ではないので，血管収縮薬を含む局所麻酔薬を大量に注入すると虚血などの循環不全を起こしやすいといわれるが，そのために歯肉が壊死を起こしたという報告はない．注射器をもたない手指または歯鏡（ミラー）で刺入点を口唇や頰粘膜を牽引して明視下におく．注射器を刺入点のそばにもって行くときにはできるだけ患者の視野に入らぬように工夫する．例えば，介助者からとの注射の受け渡し

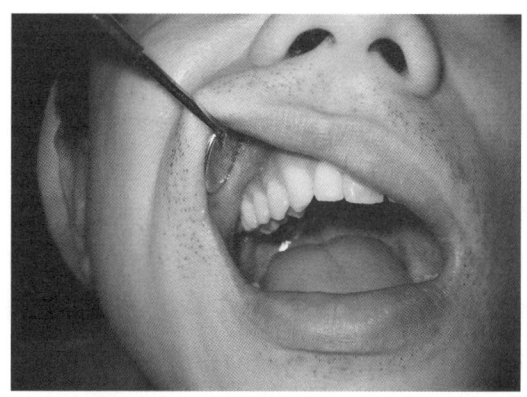

a：頰粘膜の牽引

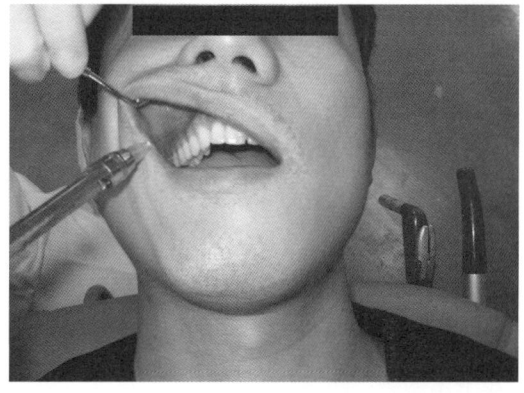

b：針の刺入

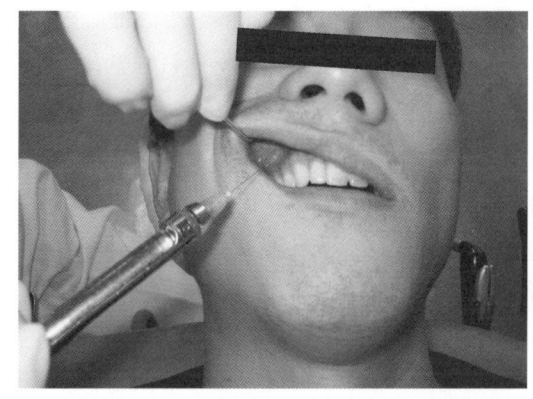

c：薬液の注入

図Ⅱ-23　傍骨膜注射法

は，患者の胸や頭部の周囲にしたり，注射器をもたない手で患者の視野を遮ったりするなどである．注射器を安定させるために，手指を患者の歯やオトガイ部，頰骨弓など刺入点に近い強固な位置において固定点（レスト）とする．万一，患者が体を動かしても，固定点から外れないように備える．刺入点に注射針を可及的緩徐に刺入して，同時に緩徐に麻酔薬の注入を開始する．

③注射針の進入と薬液の注入

歯肉頰移行部であれば2 mmほど進めれば硬い骨膜に当たるので，そこまでゆっくりと注射針

を進める．そして，注射針の先端を保持したままこれも低速で麻酔薬を注入する．注入に強い圧力が必要な場合は，注射針先端が骨膜に接したか，骨膜下に入り込んでしまっているので，針先をやや抜き気味にする．強圧で注入すると傍骨膜といえども周囲の組織を急激に膨張させ，痛みを生じる．疎な粘膜では，粘膜下に水泡状に薬液が盛り上がることもある．注入量は部位，治療する歯種，歯肉であればその範囲，治療に要する時間，治療の内容に依存しており，基準量を述べることは難しい．

④注射針の抜去

注入が終了した後は静かに注射針を抜去する．粗暴な操作は痛みを与えるだけでなく，麻酔効果を減弱させる．歯肉頰移行部の刺入は，複数回行うと既に使用した刺入点から薬液が漏れることがあるので，できれば1カ所にしたい．

⑤患者の観察・監視

患者は麻酔注射に強い不安感と恐怖心をもっていることが多いので，処置を通じて患者の表情を観察する．眉間にしわを寄せたり，顔をしかめたり，刺入を避けるようなそぶりをみせる場合には観察を続け，必要に応じて適切な声かけを行ったり注射を一時中断することも考慮する．

(2) 歯根膜内注射（図Ⅱ-24）

歯肉溝（ポケット）から局所麻酔薬を作用させて根尖部の神経を麻酔しようとする方法である．この方法の特徴的なことは，歯根膜腔だけに薬剤が投与されるので，目的とする歯だけに麻酔効果が及ぶことである．傍骨膜注射では，歯以外にも周囲の歯肉や頰粘膜，口唇にまで麻酔効果が及び，不快感が訴えられる場合があるのに対し，この方法では効果が不要な部位にまで波及することがない．正常な歯根膜腔は狭くて歯根膜線維が密になっているので，注射薬の注入にはきわめて高い圧力が必要となる．そこで，数種類の歯根膜内注射専用の注射器が供給されている（図Ⅱ-25）．

①歯根膜内麻酔の準備

薬剤が歯根膜を広げることになるので，注入時に痛みを伴うことがあり，特に手動の注射器を用いるとその確率が高いという．したがって，傍骨膜注射を先に行い，ある程度の効果が得られたところでこの方法に移行するか，または，電動注射器を使用して極低流量で麻酔薬を注入することが強く推奨される．

②注射針の刺入

32Gなどのできるだけ細い注射針を，ベベルを歯面に向け，歯の長軸方向からポケットに静かに挿入する．その際に歯根面に針先を沿わせて進めるように，歯軸とはある程度の角度をつける．このためには，注射針を曲げて使うこともあるが，屈曲点がハブの部分だと破折しやすいので，ピンセットなどでシャフトを曲げる．単根歯であれば1カ所，複根歯であれば近心と遠心の2カ所から静かに挿入する．

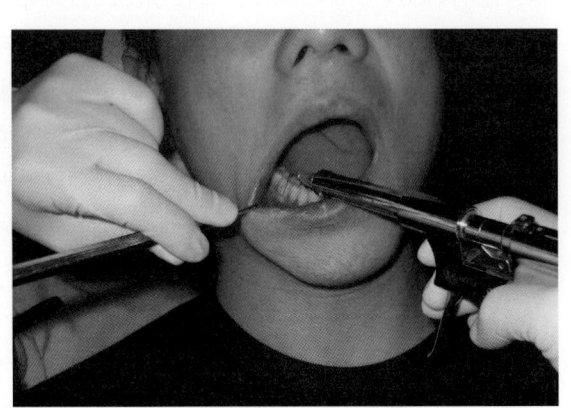

図Ⅱ-24 歯根膜内注射法

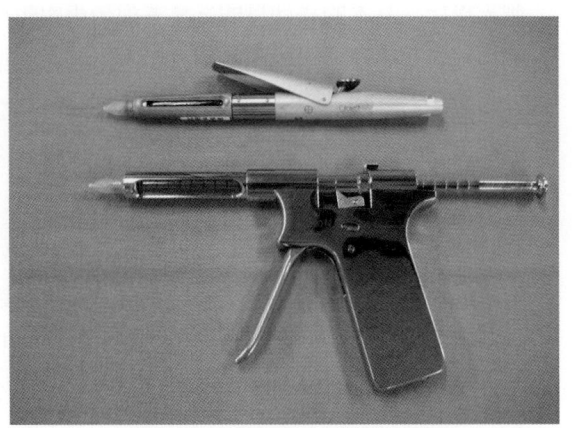

図Ⅱ-25 歯根膜内麻酔用注射器
シトジェクト（上）とリグマジェクト（下）

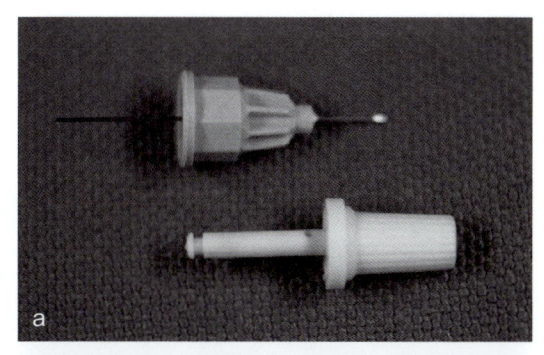

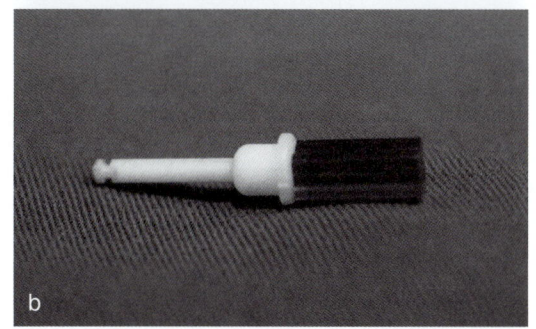

図Ⅱ-26　骨内麻酔用注射システム
a：スタビデント，b：X-tip（b）

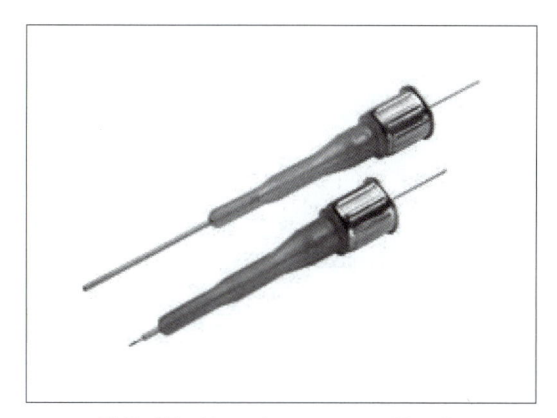

図Ⅱ-27　Hypo Intraosseous Needle

③薬液の注入

　抵抗のあったところで注射針を止め，できるだけゆっくりと 0.2 ml の薬液を注入する．歯根膜内麻酔専用の注射器では1クリックで 0.2 ml が注入される．辺縁歯肉が白くなれば，奏効している目安となる．

④注意する点

　歯根膜腔に薬剤を注入するので，不潔なポケットからは感染の危険性や急性の歯根膜炎の可能性がある．また，後続永久歯が近接している乳歯には，永久歯のエナメル質への影響を考慮して避けたほうがよいとの報告がある．さらに抜歯にこの注射法を使うと，術後のドライソケットの原因のひとつになるともいわれている．

(3) 骨内注射

　歯槽骨内に麻酔薬を注入して，傍骨膜注射や歯根膜内注射よりも速やかにかつ確実に奏効させようとする方法である．この方法には歯槽骨に注射針が入るような小孔を穿ったり，注入する注射針が歯槽骨内に進入したり，注射針自体が回転して歯槽骨内に入るなどの特殊な注射システムを使用する．

①スタビデント・X-tip（図Ⅱ-26）

　Perforator と呼ばれる海綿骨までに達する短いドリルとこれと同じ長さ・太さのカートリッジに接続できる注射針からなるシステムがスタビデントである．麻酔を施行する歯の根尖相当の頰側歯肉に通法の浸潤麻酔を行う．低速の切削用エンジンに装着した perforator を回転させながら歯槽骨に垂直に打ち込んで海綿骨まで穿通する．Perforator を撤去後，穿孔した部位から局所麻酔用のカートリッジに取りつけた注射針を用いて局所麻酔薬を海綿骨内に注入する．

　X-tip はスタビデントとほぼ同じ骨内麻酔システムであるが，海綿骨に穿孔した部位に perforator の一部が残り，穿通部位が明確になる．

　両者は，浸潤麻酔の効果が不十分なときや抜髄などの確実な局所麻酔が必要なときに卓越した効果を示す．

② Hypo Intraosseous Needle（図Ⅱ-27）

　浸潤麻酔用のカートリッジ型注射器に装着できる注射針であるが，注射針が外筒と内筒の2重構造になっている．外筒の先端を，麻酔を奏効させる歯の根尖相当部歯肉に置き，静かに注射器を進めると鋭利な内筒が歯肉から皮質骨を通過して海綿骨にまで達する．注入圧の低下により海綿骨に達したことがわかるので，そこで薬液を注入する．

③ Quick Sleeper（図Ⅱ-28）

　注射針とカートリッジが一体となって低速エンジンのスピードで回転して針先を海綿骨に達せしめる機器である．斜めに切ったリップガードを対

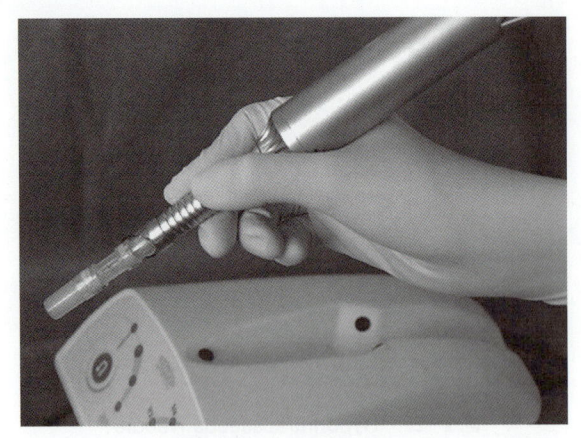

図Ⅱ-28　Quick Sleeper

象歯の根尖相当部歯肉に接触させ，注射針を回転させながら海綿骨まで打ち込む．その後，電動で薬液を骨内に注射する．

3）伝達麻酔法

中枢寄りの神経が密集している神経幹または神経叢に麻酔を施行して，それより末梢の部位の麻酔を得ようとする方法である．一度の麻酔で浸潤麻酔法に比べて広範囲の効果が得られる特徴がある．複数の歯や部位を処置する場合や，麻酔による局所の変形を避けたい場合に適応がある．一方，浸潤麻酔法に比べると手技にやや熟練を要する．また，注入部位が浸潤麻酔の部位よりも深部になるので，神経や血管を損傷する可能性が高くなる．歯科領域では正円孔，卵円孔，眼窩下孔，大口蓋孔などの部位にそれぞれ伝達麻酔を行ってきたが，最近は下顎孔やオトガイ孔，上顎神経前上歯槽枝，および切歯孔に限定されるようになってきた．

(1) 下顎孔伝達麻酔（図Ⅱ-29）

歯科領域では最も頻繁に使われている伝達麻酔法である．下顎孔は下顎枝のほぼ中央に，後上方に向かって開口していて，下歯槽神経が入り込んでいる．高齢者では下顎孔は低くなるといわれている．一般に採用されている口内法では，開孔方向から直接下顎孔に針先を入れることはできず，神経幹の周囲に注入することになる．この伝達麻酔を行うと，同側の下顎歯髄・歯根膜・歯槽骨，下口唇皮膚・粘膜，オトガイ部皮膚のほか，舌神経の支配領域である舌側歯肉，舌の前方2/3，口底部粘膜，舌下腺

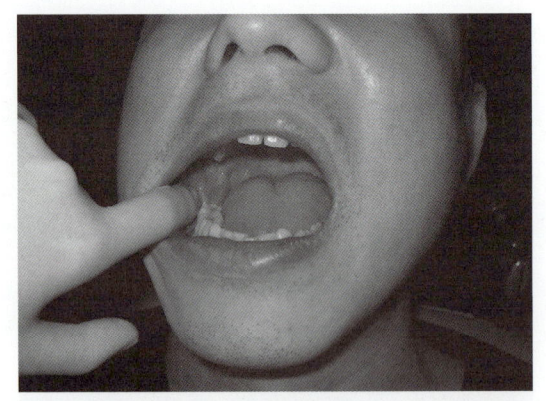

a：指先の位置

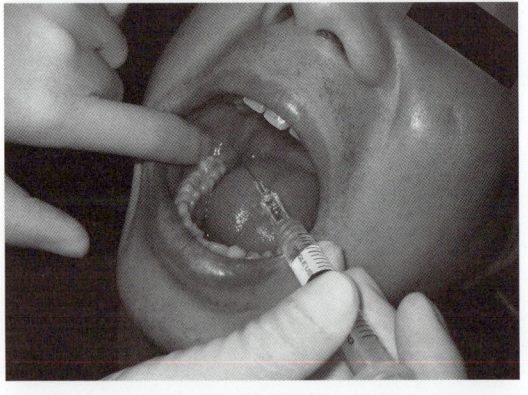

b：針の刺入

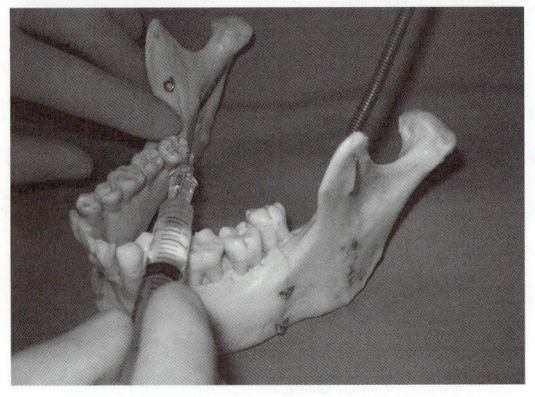

c：到達部位
図Ⅱ-29　下顎孔伝達麻酔

が麻酔される．下顎孔伝達麻酔法には口内法と口外法とがあるが，歯科臨床では口外法はほとんど用いられていない．さらに口内法は，直接（直達）法と間接法とに分かれるが，後者は注射針を刺入したまま方向を変えるため，組織の損傷や注射針の破折などが懸念されるので，あまり使われていない．

①刺入点と刺入方向の決定

直接法では，まず患者を最大に開口させ，最後方臼歯の後方にある外斜線を第2指（示指）で触知する．次に外斜線から示指を内側に反転させ内斜線を触知する．内斜線においた示指の先端と

内側翼突筋前縁の靱帯である翼突下顎ヒダの中間点で下顎の咬合平面より 1 cm 上方を刺入点とする．臼歯が欠損していると刺入点は低くなりやすい．刺入側と反対側の下顎犬歯または第一小臼歯から刺入点に向かって，咬合平面に平行に刺入する．

②注射針の進入

注射針先端をゆっくり進めると，20～25 mm のところで下顎骨の内面にあたれば，望ましい部位である．刺入後すぐに下顎骨にあたるのは，下顎枝の前方に針先が達したためで，その場合には刺入点まで針を戻し注射器の方向を変えて進める．反対に深く進めても下顎骨にあたらないと，耳下腺を傷つけたり顔面神経麻痺を生じたりすることもある．もし，注射針を進めている間に奏効部位の痛みを訴えたら，注射針の先端が下歯槽神経に接したことが考えられる．このときには遷延性の知覚麻痺を考慮してブロックを中止する．

③薬液の注入

内筒を牽引して血液の逆流がないことを確認して局所麻酔薬を注入する．血液の逆流を認めた場合には，いったん注射針を抜去し止血を確認する．舌神経もブロックする場合には，注射針を約 5mm 引き抜き，さらに追加注入する．

④Gow-Gates 法

下歯槽神経，オトガイ神経，舌神経，顎舌骨筋神経，耳介側頭神経，頬神経を麻酔する Gow-Gates 法もある．最大に開口させ，遠心舌側咬頭に近接する頬粘膜を刺入点として口角と耳珠下縁を結ぶ方向に注射針を進める．25 mm 進めたところが下顎頭の内側面の内側翼突筋付着部すなわち顆頭頸部内側面で，この部位に麻酔薬を注入する．ここから数分間かけて薬剤が翼突下顎隙を下降して，下顎孔や舌神経根に達して効果を発現するので，開口状態を長く保つとより確実な麻酔効果が得られる．

(2) オトガイ孔伝達麻酔

オトガイ孔は第一・第二小臼歯の根尖の中間で下顎体の頬側中央に位置し，後外方に開口している．奏効部位は下顎前歯・小臼歯の歯髄・歯根膜，唇側歯肉，下口唇粘膜・皮膚といったオトガイ神経領域

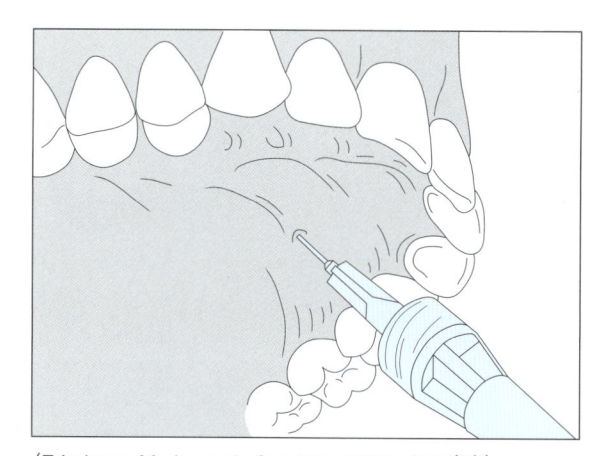

(Friedman, M. J., *et al*., Quint Int, 1998. より改変)
図Ⅱ-30　上顎神経前上歯槽枝・中上歯槽枝伝達麻酔

である．注射法として口内法と口外法があるが，口内法が用いられている．下唇，頬を外下方に牽引して，第二小臼歯根尖部に相当する頬側歯肉を明示する．ここを刺入点として上方より骨面に沿わせて注射針先端を約 10 mm 進めると，オトガイ孔の下壁またはその陥凹部に達するので吸引テストを行った後に注入する．第二小臼歯とその隣接歯が広範に欠損している場合には，相対的にオトガイ孔が上方に移動していることがある．

(3) 上顎神経前上歯槽枝・中上歯槽枝伝達麻酔（図Ⅱ-30）

口蓋部の上顎神経の分枝をブロックすることで同側の側切歯から第一大臼歯歯髄と周囲の歯肉，口蓋部を麻酔しようとする方法である．骨膜までの距離が短い口蓋粘膜に刺入点を設定するので，通常の注射器では強い痛みを伴うことがある．そこで，電動注射器のうち，注射針とカートリッジとが分離している軽量なタイプを使用する．刺入点は第一・第二小臼歯の隣接面の接線上で口蓋正中線と両歯の隣接点の中点とする．反対側の口角付近に注射器を置いて，できるだけ緩徐に針先を進める．この間，麻酔薬を注入しながら注射器を進めると痛みが少ない．すぐに骨膜に到達するので同じく緩徐に麻酔薬を 1.0 m*l* 程度注入する．注射器内の圧力が高まっていることがあるので，注入後も数秒間そのままの位置を維持して刺入点から薬液が漏れないようにする．

(4) 切歯孔伝達麻酔（図Ⅱ-31）

切歯孔から分岐する上顎神経は，口蓋部前方，両

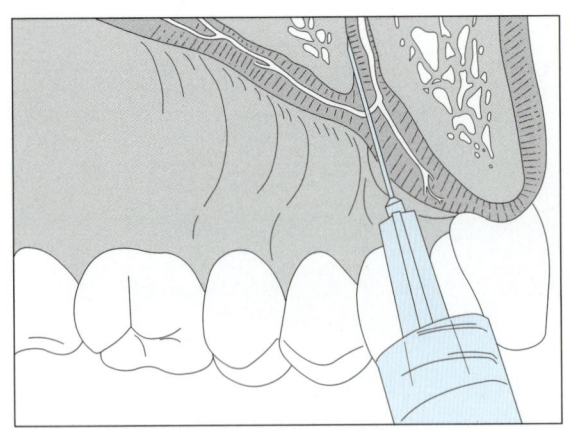

(Friedman, M. J., et al., JE sthetic Dant, 1999. より改変)
図Ⅱ-31 切歯孔伝達麻酔

犬歯間の6歯の歯髄ならびに周囲の歯肉に分布するので，前歯部の麻酔に使用される．刺入点は切歯乳頭の中央部で，中切歯歯軸と平行の方向とする．前述の上顎神経前上歯槽枝・中上歯槽枝の伝達麻酔法と同様に，出来るだけ緩徐にかつ薬剤を滴下しながら注射器を進める．5～10 mm 刺入したところで吸引テストを行い，血液の逆流がないことを確認した後にこれもゆっくりと薬剤を注入する．

6. 偶発症とその対策

局所麻酔注射はそれ自体に痛みを伴うことが多く，また，薬剤を体内に注入するので，予期しない偶発症に遭遇することが多い．以下にさまざまな局所麻酔に関連した偶発症とその対策を述べるが，多くは注射の痛みに関連して発生するもので，予防ができる．

1）局所的偶発症

(1) 遷延性知覚麻痺

患者または術者が予期しない長時間，知覚麻痺が生じることをいう．

①成因

後麻痺ともいい，明らかな原因は不明であるが，注射針や注射操作で神経自体に損傷を与えた場合，注射部位の出血により神経を圧迫した場合，局所麻酔薬に含まれる血管収縮薬による虚血状態が長引いた場合，注射針に付着した消毒薬などにより神経が障害を受けた場合などが考えられている．

②症状

患者は，治療の当日だけでなく翌日以降になっても治療部位の麻痺感が持続していると訴え，その期間は数カ月から1年以上に及ぶこともある．また，知覚麻痺だけでなく，味覚障害が長期間残存することもあり，症例によって多種多様な訴えがある．近年，法的な問題，例えば医療過誤として捉えられることもあり，対応に苦慮する症例も散見される．

③処置

発生した場合には，知覚麻痺の部位を早期に把握しかつ記録し，定期的な経過観察を行う．治療法として，温罨法，レーザー照射，赤外線・遠赤外線照射，超音波治療，低周波治療などによる理学療法，アデノシン3リン酸製剤，複合ビタミン薬，副腎皮質ホルモン薬などを用いた薬物療法，鍼治療や漢方薬内服などの東洋医学的治療法，星状神経節ブロックなどを行う．これらはすべて神経細胞の再生や賦活化，血行循環の改善をめざすことが目的である．患者本人が自覚症状の改善を認識しないと，精神的にも不安定になりやすいので，良好な患者-医師関係を築けるように努力する．例えば，麻痺の部位を図で記録し，その範囲が次第に縮小してきたことを示せると，患者の理解が得やすい．

(2) 開口障害

①成因

下顎孔伝達麻酔で咬合に関与する筋を注射針で損傷した場合に発生すると考えられている外傷性炎症性の開口障害または感染による開口障害である．刺入を繰り返したり，内側翼突筋を穿通して血腫を形成したり，筋層に局所麻酔薬を大量に注入すると発生するといわれている．さらに，下顎骨の骨膜に注射針先端が接している間に突然の体動や術者の手の震えにより骨膜に損傷を与え，内出血が起こることも原因と考えられる．不潔な注射針や刺入点のために感染が原因となる開口障害も起こり得る．

②症状

開口しにくくなるだけでなく，開口時の痛みが出現することもある．注射針などによる外傷が原因の開口障害は，ただちに自覚される．血腫の場合にはさらに嚥下痛などが起こるが，数日間の安静を保つことで回復する．感染によるものは24時間後に軽度の開口障害があり，その後，48〜72時間で最大になる．

③処置

多くの場合には経過を観察すると軽快する．炎症症状である発熱，発赤，腫脹が認められれば，消炎鎮痛薬と抗菌薬による薬物療法のほか，温罨法が併用されることもある．

④予防法

伝達麻酔で相対的に深い部位にまで注射針を進めるときには，刺入までに口腔内のほかの部位に注射針が触れて不潔にならないように留意する．また，粗暴な操作をしない．

(3) 咬傷

①成因と症状

感覚の消失が続くあまり，頰粘膜や口唇を歯などで咬みこんでしまい，麻酔効果の消失とともにそれまでなかった痛みを自覚し，さらに腫脹などを起こす偶発症である．特に小児や知的障害者が感覚の消失を不快に感じたり，反対に面白がって頰粘膜や口唇を故意に強く咬んだり爪で強くつねったりして，結果的に自傷を及ぼしてしまう．特に，下顎孔伝達麻酔や浸潤麻酔の術後に起こりやすい．

②処置

多くの咬傷は清潔にすることで通常の治癒過程をたどるが，重症の場合には創傷面の保護が必要となる場合がある．

③予防法

局所麻酔薬の使用を必要最小限にしたり，短時間作用の局所麻酔薬を選択したりする．しかし，本人および保護者に十分に説明することのほうがより確実な方策となる．すなわち，処置が終わった後でも触覚の一時的な消失が続くことを患者本人によく説明し自傷行為を慎むこと，感覚消失が続くので保護者や付添者に看視を続けるよう注意すること，飲水・飲食は局所麻酔効果が消失してから開始させることである．

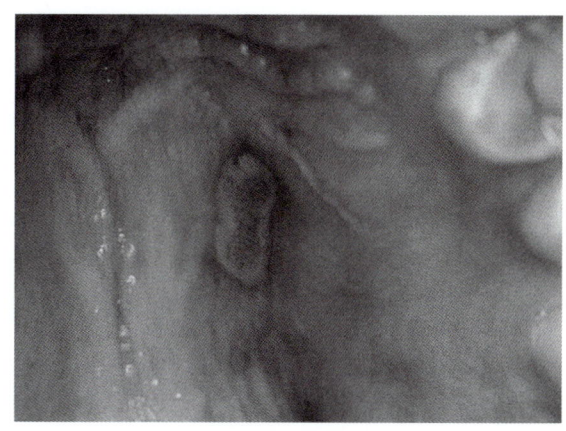

図Ⅱ-32 びらん
口蓋粘膜に局所麻酔薬を強圧で注入して発生したびらん．

(4) びらん・潰瘍

①成因

びらん（糜爛）は上皮の基底膜まで達していない組織欠損をいう．浸潤麻酔時に注射を急ぐあまり，短時間で注入を終えようとすると，薬液を注入される部位には予想外の高圧がかかり，そのために循環障害が起こり，びらんや潰瘍が生じる（図Ⅱ-32）．どの程度の圧力や速さ（局所麻酔薬の流速）でこの合併症が起こるかは明らかではない．ただし，注入部位の組織の硬さや厚さが大きく関与している．

②症状

粘膜が薄く緊密な部位では薬液を注入すると，血流が減少して虚血が起こり，これらの症状が生じやすいといわれている．特に，上顎口蓋粘膜は薄いのでこの合併症が起きやすい．また，歯間乳頭部も低循環になりやすい．浸潤麻酔の際の注射針先端の位置は，傍骨膜がよいとされているが，骨膜や骨膜下にまで針先を進めてしまうと粘膜組織を骨膜から無理に剥がすことになり，原因となり得る．局所麻酔薬自体が粘膜組織に刺激となってびらんや潰瘍が形成される可能性はきわめて少ない．使用期限の過ぎた麻酔薬が変性を起こして，このような症状を招くともいわれているが，最近の薬剤が変性を起こす可能性はきわめて低

い．血管収縮薬が組織の血流を阻害して，注入部位にびらんや潰瘍を起こす危険性が考えられる．特に，アドレナリンによるものが多いという．また，深いポケットの近くや歯肉が炎症を起こしているなどの不潔な部位への注射でもこれらが起こりやすい．

びらんや潰瘍は注射後24～48時間後に痛みを伴って発症する．ふつう，結合組織の血管拡張と充血のため発赤している．一方，潰瘍は上皮下結合組織まで組織が欠損しており，底はフィブリンによって覆われているために多くは灰白色を呈す．次第に自発痛は軽減するが，接触痛は持続することが多い．また，刺激物によっても痛みがます．

③処置

深さや範囲にもよるが，通常，1週間ほどで軽快することが多い．できれば，生理食塩水など刺激のないもので洗浄する．含嗽剤を使用する際には，低刺激性のものを用いるようにする．食後の含嗽も望ましい．さらに，接触痛を和らげるために各種の軟膏を塗布する．抗菌薬や副腎皮質ステロイド薬の含まれた軟膏でも構わないが，それらの効果を期待するというより，食物などとの接触を避ける意義の方が大きい．また，治癒の過程を見守ることも必要で，患者とのトラブルを防ぐうえで重要である．

記録をとるほかにも，必要に応じて口腔内写真を撮影しておくと，治癒の過程が客観的に判断できる．潰瘍が悪化して骨の露出，壊死などが認められる場合には，腐骨の除去を考慮する．しかし，このような重篤な状態になることはほとんどない．自発痛が著明で日常生活に支障が出たり，広範囲のびらん・潰瘍で感染が憂慮されたりする場合には鎮痛薬や抗菌薬の投与を考慮する．

④予防法

血流が乏しいと思われる部位に注射針を刺入しない．すなわち，口蓋粘膜の歯頸部寄り，歯間乳頭部歯肉などの粘膜が薄くて緊密な部位への浸潤麻酔は避ける．深いポケットやその周囲などの感染部位には注射しない．局所麻酔薬を高圧で多量に押し込むと，びらんや潰瘍が起きやすいので，できるだけ低圧でゆっくりと注入するように心がける．浸潤麻酔法として推奨されている傍骨膜注射には，注入するために手が震えるほどの強圧は必要としない．局所麻酔薬の量は必要最小限にすると発生が予防できる．

(5) キューンの貧血帯

注射針の刺激による反射性の血管攣縮，局所麻酔薬に含まれる血管収縮薬の作用，血管の損傷・破綻による貧血といわれているが，明確な原因は不明である．眼窩下孔，大口蓋孔，上顎結節，切歯孔，下顎下孔の伝達麻酔の注射中やその直後に，解剖学的には関連のない皮膚に境界明瞭な貧血帯が生じる．この貧血帯は数分から3時間以内に消失する．さらに，12～24時間後に貧血帯に一致して皮下出血，紫斑が認められることがあるが，これらも1～2週間で消退する．このように，特に積極的な処置は必要とせず，経過観察にとどめる．

2) 全身的偶発症

(1) 神経原性（疼痛性）ショック

①成因

痛みが原因となって発生するショックである．歯科治療にまつわる全身的な偶発症として最も多いと考えられていて，デンタル・ショックという表現が使われていたこともある．通常は痛み刺激が生体に加わると，一過性に交感神経の緊張状態をもたらし血圧の上昇と心拍出量の増加が起こる．臨床症状として顔面の紅潮や，動悸を伴うこともある．一方，口腔・顔面領域への痛み刺激は他方の自律神経である副交感神経に分類される迷走神経反射を起こすことも知られている．口腔・顔面領域への痛み刺激は三叉神経を介しているので，三叉・迷走神経反射と表現される．この反射が神経原性ショックと考えられている．

局所麻酔注射の刺入のような口腔内への痛み刺激は，三叉神経を介して副交感神経である迷走神経にそのインパルスを伝える．迷走神経のうち，心臓迷走神経は刺激を受けると心筋の活動には抑制的に働き，徐脈と血圧低下をまねく．その結果，脳血流量が減少して，意識の混濁や喪失が起こ

り，舌根が沈下して気道狭窄や抑制をきたす．
②症状

前述した徐脈と血圧低下，意識混濁・消失のほか，めまい，嘔気・嘔吐がみられることが多い．呼吸は弱くなり，冷汗を認め，顔面が蒼白となる．いわゆる脳貧血の状態である．副交感神経が刺激を受けてこのような症状が認められると，交感神経の緊張が起こり，徐脈や血圧低下を回復させる．すなわち，心拍数の増加や血圧を上昇させるので，このショックでは比較的短時間で回復する場合がほとんどである．

ところが，上記の一連の自律神経反射が活発でない高齢者や重篤な全身疾患を合併している場合には，回復が遅れることがあり，不可逆性のショックに移行することも危惧される．
③処置

このショックが疑われたら，ただちに原因となっている痛み刺激を中止する．すなわち，局所麻酔注射などの歯科治療をただちに中断する．体位を水平にし，呼吸がしやすいように衣服をゆるめ，深呼吸を促す．酸素を吸入させ，呼吸抑制や停止に対しては気道確保・人工呼吸を考慮する．意識・血圧・脈拍数・呼吸・体温のバイタルサインを測定する．遷延する徐脈や血圧低下に対しては，副交感神経遮断薬である硫酸アトロピンを0.5 mg（1 ml）静注したり，輸液で循環血液量を一時的に増やしたり，昇圧薬（エフェドリン）の投与を検討したりする．すると速やかな回復が期待できる．
④予防

このショックは痛みが原因となって発症するので，予防は痛みをコントロールすることである．また，精神的な緊張が誘因となるので，その緩和に努める．精神鎮静法を併用するのも勧められるが，基本は患者の緊張感を除去するために良好な関係を構築することである．

(2) 過換気症候群
①成因

局所麻酔注射に代表される不安感や恐怖がきっかけになり発症する比較的よくみられる合併症で，過呼吸症候群という別名もある．必要条件とはならないが，わずかな痛み刺激がきっかけでも突然，発生する．女性が男性の約2倍と発生頻度が高く，特に40歳未満の若い女性に多いといわれている．本態は過剰な呼吸運動により，血中の二酸化炭素が過剰に体外に排出され，動脈血中の二酸化炭素分圧（Paco$_2$）の下降，すなわち，呼吸性アルカローシスとなる．
②症状

自覚症状としては激しい呼吸困難感が出現し，「息ができない」と不安を訴えることが多い．しかし，他覚的には20回/分以上の頻呼吸となり，一回換気量も著明に増大するので，分時換気量も増大する．興奮して動悸や胸部の圧迫感を訴えることもある．意識は保たれることが多く，ときには不穏状態や精神的な混乱をきたすこともある．重篤になると，めまいや意識レベルの低下もあり，一時的な意識の消失もあり得る．これはPaco$_2$が低下し，脳血管が収縮した結果，脳血流が減少するためと考えられている．

呼吸性アルカローシスが進展するので，タンパク結合型カルシウムが増加し，血清のカルシウムイオン濃度が減少する．その結果，末梢神経の被刺激性が亢進するので，しびれやテタニー様症状も出現することがあり，助産婦様手つきとして知られている独特な手指の症状を認める．頻呼吸（過呼吸）となるために交感神経が緊張してカテコールアミンが分泌されるが，血圧が著明に上昇することはなく，心拍数もやや増加するが著しい頻脈になることはない．
③処置

原因になっている不安感や恐怖心を除去すればよいが，いったん発生するとこのような処置は困難となる．具体的には患者に状況をわかりやすく説明して安心させ，息ごらえや呼吸数の抑制を説く．この状況は致命的でないと説明することが有効な場合もあるが，患者が傾聴することはほとんどない．そこで，紙袋やビニール袋などで患者自身の呼気を再吸入させ，Paco$_2$を正常に戻す．

状況を説明しながら患者の鼻と口とを袋で覆

い，患者自身の呼気を再吸入させると，$PaCO_2$は上昇し，呼吸困難感などの症状は軽減する．袋の大きさは患者の換気量に依存するが，長時間続けると反対に$PaCO_2$が上昇しすぎてしまい高二酸化炭素血症に陥る．患者は再度，呼吸困難感を訴えるので，観察を怠らず，袋を鼻と口から離すタイミングを見計らう．呼気の再呼吸を拒否するようなら，ミダゾラムやジアゼパムといった緩和精神安定薬を静脈内投与して鎮静をはかる．この際にも過量投与による呼吸抑制に対して監視が必要である．

④予防

過換気症候群を予防するためには，良好な患者-医師関係を築いて不安感や恐怖心を払拭するとともに，痛みのコントロールを入念に行うことが求められる．精神鎮静法，特に静脈内鎮静法を積極的に併用すると，本症候群の予防にきわめて有効である．笑気吸入鎮静法では鼻マスクによる圧迫感から過換気を誘発することもあるので注意が必要である．本症候群は精神的な背景が大きく，患者は歯科治療に関連して反復することが多い．静脈内鎮静法を併用するとこの悪循環を断ち切ることが期待できる．

(3) 血管収縮薬による反応

局所麻酔薬に含まれる血管収縮薬であるアドレナリンによる全身反応で，かつてはアドレナリン過敏症ともいわれていた．

①成因

原因としては局所麻酔薬の過量投与，局所麻酔薬の血管への誤注入が考えられる．そのほか，高血圧，甲状腺機能亢進症，褐色細胞腫を合併していたり，不安緊張の高い場合にはアドレナリンに対する感受性が高まっていると考えられるので，この反応が起きやすい．また，三環系抗鬱薬，モノアミン酸化酵素阻害薬，非選択性β遮断薬などのアドレナリンと相互作用のある薬剤を投与されていると起きやすいという．

②症状

心悸亢進，めまい，不安，興奮，顔面蒼白，冷汗，血圧上昇，頻脈・不整脈，頻呼吸などの交感神経刺激作用で多彩である．

③処置

これらの症状は局所麻酔注射後の数分以内に出現し一過性なので，多くは安静にさせて経過を観察するだけで回復する．これはアドレナリンの体内での半減期がきわめて短いためである．なお，血圧が異常に上昇したり，その改善がみられない場合には，鎮静薬や降圧薬を使用することを検討する．

④予防

必要最小限の局所麻酔薬を使用することはもちろんであるが，伝達麻酔では吸引操作を行い，血管への誤注入を避ける．また，全身疾患や内服中の薬剤を検討してアドレナリンを含まない局所麻酔薬の使用を考慮する．

(4) 薬物（局所麻酔薬）アレルギー

4種のアレルギー反応のうち，アナフィラキシー型であるⅠ型または遅延型であるⅣ型が局所麻酔薬のアレルギーの型となる．ほかの薬剤によるアレルギーの発生頻度に比べるときわめて低いといわれており，局所麻酔薬の分子量が小さいことがその理由と考えられている．

①成因

局所麻酔薬に添加されている防腐薬がアレルギーに関係があるともいわれるが，詳細は不明である．

②症状

症状は多彩で，2，3分から20分以内にじんましん，紅斑，浮腫，搔痒感が皮膚に出現し，呼吸困難，咳漱，鼻閉，喘息用様気管支痙攣，気道狭窄・閉塞などの呼吸器症状，血圧低下・頻脈などの循環器症状，嘔気，嘔吐，腹痛，下痢などの消化器症状が急速に発現する．特にアナフィラキシー型は進行が速く，重症例では意識を喪失し，心室細動から心停止へと移行する．

③処置

アレルギーであると診断したら，速やかに酸素吸入を開始し，第一選択薬であるアドレナリンを静脈内，筋肉内，あるいは皮下に投与する．筋肉内に投与するアドレナリン製剤として，0.3 mgをプレフィルドシリンジにしたエピペン®という

商品がある．その他，抗ヒスタミン薬，副腎皮質ステロイド薬，アミノフィリンの静注も考慮する．呼吸抑制に対して気管挿管や人工呼吸などの呼吸管理，血圧低下や不整脈に対する循環管理などの救急処置が求められる．

④予防

このような局所麻酔薬によるアナフィラキシーショックはきわめてまれであるが，発生すれば重篤なので，予見することが重要である．局所麻酔薬に対するアレルギーの検査には，鼻腔内滴下試験，スクラッチテスト（搔皮反応試験），皮内反応試験，パッチテスト（貼付反応試験），リンパ球幼弱化試験（Lymphocyte Stimulation Test；LST），RAST（Radio Allergo Sorbent Test），ELISA（Enzyme‐Linked ImmunoSorbent Assay），ヒスタミン遊離試験などがあるが，検査自体によるアナフィラキシーの発生の可能性や，信頼性や経済性の問題もあり，一般化しているわけではない．家族のアレルギー歴などの詳細な問診が予見するきっかけになることもある．

(5) **局所麻酔薬中毒**

①成因

局所麻酔薬の血中濃度が5〜10μg/ml以上になるとさまざまな中毒症状が起こる．原因は薬剤の過量投与であるが，一般の歯科治療では中毒になるほど大量に投与することはない．しかし，下顎孔伝達麻酔で誤って下歯槽動脈に注射針の先端が入ってしまい，局所麻酔薬を注入すると，顎動脈から外頸動脈に薬剤が逆流し，さらに総頸動脈から内頸動脈を経由し脳循環に到ると，瞬時に中枢での中毒症状が発生するといわれている．

②症状

低い血中濃度では中枢神経刺激作用が出現し，不安，興奮，多弁，嘔気，頭痛などがみられ，ろれつが回らなくなる．循環系では頻脈や血圧上昇が認められる．また，口唇，口蓋，舌などの麻痺感を生じることもある．血中濃度が上昇すると中枢神経系，循環系とも反対に抑制傾向になり，意識喪失，全身痙攣，昏睡，呼吸抑制・停止，チアノーゼ，徐脈，血圧低下，心停止となる．

③処置

ただちに歯科処置を中止し，経過を注意深く観察する．症状が軽度の場合には，安静を指示しバイタルサインを測定するが，重篤になった場合には症状に応じた処置が必要である．例えば，全身痙攣に対しては緩和精神安定薬や抗痙攣薬の静脈内投与，呼吸停止に対して気管挿管を含む気道確保や人工呼吸，血圧低下に対して輸液や昇圧薬の投与を検討するなどである．

④予防

局所麻酔薬中毒を予防するためには大量投与を避けるのは当然であるが，一般の歯科治療では血中濃度が中毒量に達することはまず考えられない．血管への誤注入やきわめて急速な薬剤投与が原因となり得るので，吸引操作，緩徐な注入といった点に留意する．

(6) **全身疾患の増悪**

①高血圧

局所麻酔注射に伴う痛みのために，血圧が上昇することがあり，基礎疾患として高血圧のある患者の場合にはその影響が大きく出る．また，薬剤に含まれる血管収縮薬が血中に移行することにより，血圧が上昇することも考えられる．注射の直後から急激な血圧上昇がみられ，自覚症状として頭痛，嘔気・嘔吐，めまい，耳鳴りなどがあり，重篤な場合には痙攣や高血圧性脳症，脳出血，うっ血性心不全をきたすこともある．ただちに痛みの原因となっている注射を中止し，安静にする．痛み刺激がなくなれば，血圧は次第に落ち着いてくるが，長時間持続するようであれば，カルシウム拮抗薬をはじめとする降圧薬の投与を検討する．治療中に高血圧をきたさないためには，基礎疾患である高血圧のコントロール状態を把握することで，必要に応じて内科担当医から情報を得る必要も生じる．治療の前後で血圧を測定することはもちろん，術中もモニタリングを続けることが望ましい（74頁参照）．痛みを可及的に与えないような局所麻酔を行うように心がけ，血管収縮薬を低濃度のアドレナリンに調製したり，フェリプレシンを用いたりすることも考慮する．

②不整脈

　痛み刺激やストレスで基礎疾患である不整脈が悪化することがある．心房性・心室性不整脈が通常よりわずかに悪化するほどであれば，継続して歯科処置ができるが，多源性の心室性不整脈や，発作性の心房細動，心室頻拍などが認められた場合には処置を中止するとともに，ただちに不整脈に対する治療を開始する必要がある．不整脈の多くは心電図によりはじめて正確に診断できるので，心電図のモニタリングを行うことが推奨される（80頁参照）．診断の重要な手がかりになるので，処置を開始する直前の問診はきわめて有効である．

③狭心症

　心筋虚血は痛み刺激に代表されるストレスで発生するので，局所麻酔時に起こることもまれではない．自覚症状では前胸部の痛み，圧迫感，絞扼感が典型的で，心電図検査により確定される．ただちに酸素を吸入させ，冠血管拡張薬である亜硝酸薬を静脈内，舌下，口腔内粘膜などに投与する．予防法として狭心症の現状を内科担当医からの情報提供などで把握し，可能な限りストレスのない状態で歯科治療に当たる．

④心筋梗塞

　虚血性心疾患の重篤なもので，血栓などで冠動脈が閉塞し著明な心不全となる．局所麻酔による痛み刺激や精神的な緊張などが引き金になり得るという．狭心症と同じく前胸部の激しい痛みが自覚症状であるが，亜硝酸薬は無効である．本疾患を疑ったら，酸素を吸入させて，必要に応じて呼吸・循環に対する応急処置を行いながら速やかに循環器の専門病院へ搬送する．

⑤喘息

　気管支が種々の原因で狭窄して呼吸困難が発生する病態であるが，ストレスがその原因となることがある．特徴的な喘鳴を伴う呼吸困難，咳，呼気時間の著しい延長，チアノーゼ，起座呼吸（仰臥位より上半身を起こした方が呼吸がしやすい状態）が症状として認められるが，重症化すると意識喪失，呼吸停止，心停止に到る．酸素を吸入させながら，β刺激薬やキサンチン誘導体などの気管支拡張薬や副腎皮質ステロイド薬を静脈内投与する．重症の場合には，アドレナリンの気管吸入で気管支の拡張をはかることもある．

⑥糖尿病性昏睡

　全身疾患として糖尿病があり高血糖が継続し，さらに痛み刺激やストレスで血糖値が上昇すると昏睡を起こすことがある．疲労感，口渇，嘔気・嘔吐などを訴え，大きな呼吸をゆっくり行うKussmaulの大呼吸も発症し，意識混濁から昏睡へ移行する．ただちにインスリンを静脈内投与して血糖値の安定化をはかる．昏睡時に必要であれば気道確保を行う．昏睡の予防には，糖尿病の内科的なコントロール状態を把握し，血糖値あるいはHbA1cが安定しているときにストレスを最小限にして治療に臨む．血管収縮薬に含まれるアドレナリンは血糖値を上昇させるので，必要最小限の使用にとどめる．

⑦低血糖性昏睡

　糖尿病を合併しており，インスリンや経口血糖降下薬を使用しているにもかかわらず，食事ができずに血糖値が異常に下降し，脳機能が低下して突然，意識を喪失することを指す．意識障害以外には，疲労感，動悸，冷汗，振戦などを訴えることが多い．低血糖性の昏睡と診断した場合には，速やかに高糖の飲み物を摂取させるが，意識障害で経口摂取が難しい場合にはブドウ糖を静注する．歯科治療を開始する際には食事を済ませているかを問診すること，歯科処置は短時間にとどめることが予防につながる．

⑧甲状腺機能亢進症

　局所麻酔注射をはじめとするストレスは，甲状腺機能亢進症を全身疾患としてもつ患者の甲状腺機能を急激に賦活することがある．突然の興奮と不穏を訴え精神的に不安定となり，大量の発汗がみられる．血圧は上昇し頻脈となり，ときに不整脈も生じ，発熱，振戦，嘔気・嘔吐を認め，重症化すると昏睡や循環虚脱に到る．この状態に急激に陥ることを甲状腺クリーゼ（Krise, crisis）と呼ぶ．抗甲状腺薬，無機ヨード薬，β遮断薬，ス

テロイド薬などの静注を行う．

予防にはほかの全身疾患と同様に甲状腺機能の現状を把握することが求められる．甲状腺機能のコントロールが不十分な場合は担当医に依頼し，定常状態になるのを待つ．治療に際してはストレスを可及的に避けるような手段を検討する．

（深山治久）

III 精神鎮静法

1. 精神鎮静法の概念（Psychosedation）

1）背景

歯科治療は疼痛を伴う外科的処置が多く、鋭利な治療器具などを口腔内に挿入するため、歯科患者は痛みや不快感により歯科治療に対する恐怖や不安感をもつ。また、治療の痛みをなくすための局所麻酔が、針の刺入による痛みや不快感で神経原性ショックや過換気症候群などの全身偶発症を発症しやすい。さらに高血圧や心疾患などを合併している歯科患者が多くなり、歯科治療時のストレスにより内科的な疾患の症状が増悪する可能性が高くなっている。

精神鎮静法は、このような歯科患者の治療中における精神的緊張を和らげ、快適で円滑な歯科治療を行うために開発された患者管理法である。現在では薬剤の投与経路から吸入鎮静法（Inhalation Sedation）と静脈内鎮静法（Intravenous Sedation）のふたつに分類される[1]。

2）適応

精神鎮静法の基本的効果は精神的緊張の緩和と健忘であるが、使用する薬剤により付随する効果が異なる。すなわち、笑気や麻薬の使用では鎮痛の補助効果が期待でき、ベンゾジアゼピン系薬剤の使用では、不安だけでなく骨格筋の緊張が緩和される。さらに薬剤投与量や使用薬剤の相互作用により、行動が調整できるので、軽度の知的障害者に適応が広がる。

3）全身麻酔法との相違点と安全性

全身麻酔では麻酔薬の強力な中枢神経抑制作用により、意識消失、無痛、筋弛緩、自律神経反射や呼吸・循環の抑制が発現する。一方、精神鎮静法では、意識があり生体の防御反応・反射も保たれるので安全性は高い。しかし痛みのコントロールは不十分なので疼痛を伴う歯科治療では局所麻酔が必要である。

このように精神鎮静法は患者の歯科治療に対する精神的緊張を和らげる方法であるが、除痛のためには局所麻酔が必要であることを強調したい。American Society of Anesthesiologists（ASA）では、鎮静レベルを Minimal Sedation, Moderate Sedation および Deep Sedation（過鎮静）の3つに分けている。臨床的には Minimal Sedation と Moderate Sedation は意識を残す鎮静法すなわち Conscious Sedation（有意識下鎮静）と考えられる。Deep Sedation では意識の抑制が強く、気道確保など呼吸管理が必要な場合もあり、気道と術野が重なる歯科口腔外科の処置は非常に危険である。Deep Sedation は全身麻酔法に準じた知識と技術が要求されるため、本来、精神鎮静法がもっている安全性を損なうので、意識を残す Conscious Sedation とは明確に区別すべきものと考える[1]。

2. 笑気吸入鎮静法

1）使用薬剤と薬理作用

使用薬剤は笑気（亜酸化窒素：Nitrous Oxide）

である．笑気の歯科治療への応用は約150年前にさかのぼるが，現在は，鎮痛作用というよりは鎮静作用を期待して歯科治療に用いられる．

(1) 物理・化学的性質

室温，大気圧下で無色，無味，無刺激性で空気より重い．また，酸素や窒素に比べ水に溶解しやすい．可燃性はないが酸素と同様な助燃性を有する[2]．

(2) 吸収・排泄

吸入麻酔薬の中でも血液／ガス分配係数が0.47と低く，麻酔の導入，覚醒が速い．生体内に閉鎖腔があると，血液から速やかに拡散してその容積が増大し，内圧が上昇する．したがって，気胸，腸閉塞，耳管が閉鎖して中耳炎などがある場合は慎重に使用する．

(3) 麻酔作用

他の吸入麻酔薬に比べ麻酔作用は非常に弱いため，通常，全身麻酔に単独で使用することはない．しかし，低濃度の笑気（30％以下）を吸入することにより，意識を失うことなく歯科治療に対する精神的緊張が緩和され鎮静状態が得られることが臨床的に実証されている．その他，鎮痛作用，弱い健忘効果がある．

(4) 生体への影響

通常の笑気吸入鎮静法に用いられる30％以下の濃度では，呼吸や循環系に対する影響は少ない．心筋に対する直接作用として心筋収縮力を抑制するが，交感神経系を介する興奮作用から，結果的には循環系への影響は発現しにくい．また，低濃度の笑気は，気道への影響はほとんどなく安全に使用できる．さらに笑気吸入鎮静法で用いる低濃度では，拡散性低酸素症（Diffusion Hypoxia，53頁参照）は起こらない．しかし，高齢者や脳性麻痺，慢性閉塞性肺疾患，気道反射が弱い患者に対しては注意を要する．

(5) その他

長時間の吸入（連続して6日間使用）により，骨髄造血機能や精母細胞機能が抑制され，依存性が発現する場合がある．また，笑気は脳血流を増加させるが，筋弛緩作用や肝・腎毒性は認められない．ビタミンB_{12}欠乏に類似した神経障害も報告されていることから，室内汚染には注意と対策が必要である．

2）利点

笑気吸入鎮静法は静脈内鎮静法に比べ調節性に富み，回復が速やかで，呼吸・循環への影響が少なく安全性が高い．また，静脈内鎮静法と異なり，非観血的に投与ができ，緊急時には酸素投与も可能である．

3）欠点

鎮静法に使用するためには相対的に高価な笑気吸入鎮静器が必要となる．鎮静効果は会話や口呼吸に影響されるため不安定である．また，吸入に際して鼻マスクが必要であり，歯科治療の部位や内容により鼻マスクが障害になる場合がある．また，鼻閉のある患者では鼻マスクによる吸入が困難となる．診療室が笑気により汚染されることも欠点である．

4）適応症

歯科治療に対する不安・恐怖などの精神的緊張が強い患者，長時間あるいは侵襲が比較的大きな歯科治療などが適応である．また，通常の歯科治療ではストレスが大きく全身状態が悪化する高血圧や心疾患などの内科的疾患の患者や，過去に歯科治療において気分不良や意識消失などの既往があり，精神的要因が強いと考えられる場合にも有効である．その他，簡単な歯石除去や窩洞形成，印象採得，エックス線撮影など局所麻酔が必要でない場合にも有効である．ただし，強い痛みを伴うような処置（抜髄や抜歯などの観血的外科処置）には必ず局所麻酔を併用するべきである[3]．

5）禁忌症

妊婦に対する笑気の安全性が確立されていないので，妊娠初期の患者，会話が理解できない知的障害者，鼻閉で鼻マスクによる呼吸ができない患者には禁忌といえる．また，中耳炎や気胸，ブラ，気腹などで体内に閉鎖腔を有し，笑気の吸入で閉鎖腔の内圧が亢進する可能性がある場合にも禁忌である．眼科治療で使用される医療ガスと笑気の相互作用により眼圧が上昇し視力低下をきたすこともあるので，問診により危険性が疑われる場合は禁忌となる[4]．その他，気管支喘息，過換気症候群，てんかんやヒ

ステリーの既往がある患者では，それぞれの発作を誘発することもあるので注意を要する．

6) 使用器械・器具
(1) 笑気吸入鎮静器
①種類

吸入ガスの流出方法により下記の2つに分類される．

a. 持続的流出型吸入器（図Ⅲ-1）

笑気と酸素が一定の流量で持続的に流出し，笑気と酸素の混合ガスを呼吸囊（リザーバーバック）に溜めて患者に吸入させる方式である．患者の体重から分時換気量を推定し，笑気と酸素の総流量（l/分）を決める．総流量が決まれば笑気と酸素の混合比調節ダイヤルにより笑気濃度を決定する．笑気濃度には30％でストッパーがついており，それ以上の濃度を必要とする場合にはストッパーを解除して上昇させる[5]．

b. 間歇的流出型吸入器

笑気30％，酸素70％の混合ガス（Pre-mixed Gas）の専用吸入器では吸気時に陰圧でバルブが開き，混合ガスを陽圧で供給するタイプである[5]．吸気量によりガスの流出量が決まるのでガスの消費量が多い．現在ではこのタイプの吸入器は生産されていない．

②鎮静器の安全装置

a. ピンインデックス方式

酸素と笑気の接続ピンの大きさや位置を変えることにより，ボンベや中央配管の設置時の接続の間違いで事故が起こらないよう工夫されている．

b. 最低吸入酸素濃度の維持

吸入器により最高の吸入笑気濃度が設定され100％笑気が流れないようにしてある．

c. 酸素流入停止の対応

酸素の消費によりボンベが空になったり中央配管より酸素の供給がなくなったりした場合，笑気の流出も停止し，かわりに空気が回路内に入る機構になっている機種が多い．

d. 高流量酸素流入装置

緊急時に高流量の酸素（60l/分）が流れるバルブ（フラッシュバルブ）がついている．

e. その他

ガス総流量の不足により呼吸囊（リザーバーバッグ）のふくらみが少なくなった場合には，空気が流入するように安全装置としての弁がついている．

(2) ボンベ
①笑気（図Ⅲ-2右）

室温下で液体として充填され（20℃，50気

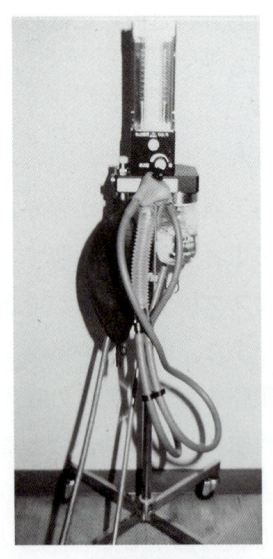

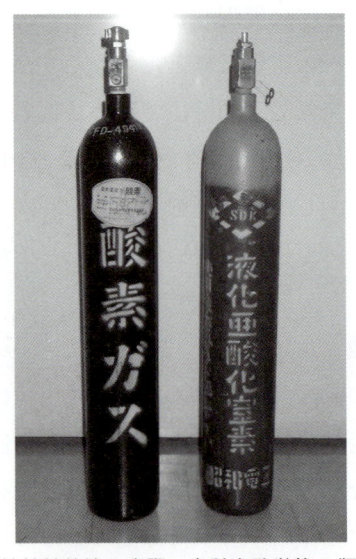

図Ⅲ-1 持続的流出型吸入器

(嶋田昌彦：精神鎮静法の実際，歯科麻酔学第5版，257，医歯薬出版，東京，1997．より引用)
図Ⅲ-2 酸素ボンベ（左）と笑気ボンベ（右）

圧），約80％の笑気が消費されるとすべて気相となり使用に伴いボンベの内圧は低下する．ボンベ内の笑気残量は圧力計の数値だけでは推定できず，ボンベ重量の測定が必要である．ボンベの色は一部が青色（上部）で大部分が灰色で塗り分けられている．

②酸素（図Ⅲ-2左）

気体のまま高圧ボンベに充填され（35℃，150気圧）黒色に塗られている．温度が一定の場合，内容量と圧力計の数値は比例する．

③笑気・酸素混合ガス（Premixed Gas）

1本のボンベに30％笑気と70％酸素が均一に高圧で充填（室温，130気圧程度）されている．笑気・酸素混合ガスは酸素ボンベと同様，使用とともに圧力計の数値は低下する．ボンベ（アネソキシン®-30）は上部が灰色，下部1/3が青色で塗り分けられている．

(3) 鼻マスク（図Ⅲ-3）

歯科治療では笑気と酸素の混合ガスを鼻から吸入させるため鼻マスクを使用する．鼻マスクの固定には専用のヘッドストラップを用いる方法と，鼻マスクを2本の管で締めて固定する方法とがある．

(4) 笑気の室内汚染の対策

安全対策として室内の笑気濃度は25ppm以下にすることが勧められている[5]．そのために使用時間の制限（週8時間以内），換気扇や窓の開放，余剰ガス排出装置を用いた患者呼気の回収，笑気の漏れ防止のための鼻マスクの密着などの対策が必要である．

7) 術前管理

問診および血圧，脈拍，呼吸数を測定しておく．また，患者の協力が必要なので，笑気吸入時の自覚症状をよく説明して患者が納得してから行う．笑気吸入時の至適鎮静状態，すなわち，意識は保たれているが，手足や体全体がジーンとして少し暖かくなり，多幸感が得られリラックスしている状態を説明する．全身麻酔や静脈内鎮静法と異なり，術前の飲食飲水の制限は必要ないが，嘔吐予防のため，食直後や満腹時には実施は避ける．さらに前夜の十分な睡眠，術当日の体調を整えるよう指示しておく．

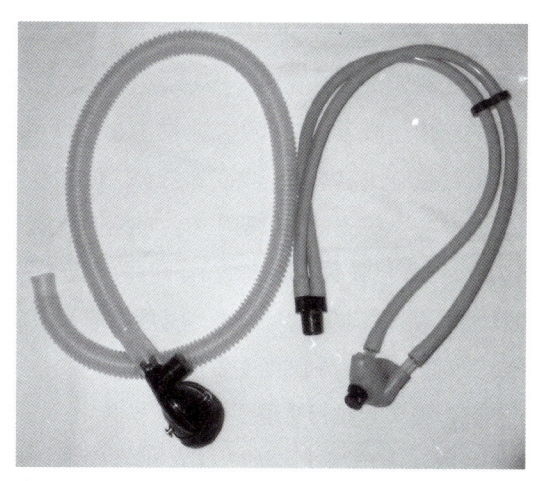

（嶋田昌彦：精神鎮静法の実際，歯科麻酔学第5版，257，医歯薬出版，東京，1997．より引用）

図Ⅲ-3 鼻マスクと回路

8) 至適鎮静度

笑気吸入鎮静法の至適鎮静状態では，患者の意識は保たれて，治療に対する協力も得られ，呼吸，血圧，脈拍数のバイタルサインは安定している．さらに手足や体全体がジーンとして少し暖かくなり落ち着いた状態になる．また，痛みが感じにくく，多幸感が得られリラックスしている状態である．笑気濃度に対する感受性は患者により異なるので，口を開かなくなったり，不快感や吐き気を訴えたり，興奮し非協力的な態度が発現した場合はその患者にとって笑気濃度が高すぎると考えられる．その場合には笑気濃度を下げる．

9) 術中管理

(1) 体位

楽な姿勢，例えばリクライニングポジションや仰臥位をとらせる．

(2) モニタ装着

血圧計，心電計，パルスオキシメータ（SpO_2）を装着し，笑気吸入前に血圧，脈拍数，呼吸数，できれば心電図波形やSpO_2の測定値も記録しておく．笑気吸入中は5分間隔で測定し記録しておく．

(3) 鼻マスクの装着と鼻呼吸の確認

吸入ガスの漏れがないように鼻マスクを適合させ固定する．また，100％酸素または空気を装着した状態で鼻マスクより吸入させ鼻呼吸ができることを

確認しておく．

（4）流量の設定

持続的流出型吸入器では笑気と酸素を合わせた1分間の総流量を決定する必要があるが，患者の分時換気量より多い総流量を設定する．一回換気量（約10 ml/kg）に呼吸数（成人で12回/分程度）をかけて算出する．患者に鼻呼吸をさせ呼吸しやすいかどうか質問し，流量を調節する．

（5）笑気の吸入・維持管理

笑気濃度は10％から開始して，患者に話しかけ自覚症状を確認しながら5％ずつ笑気濃度を上げ，至適鎮静状態が得られるよう笑気濃度を調節する．笑気の至適鎮静濃度には個人差があるが，通常30％以内を用いる．十分な至適鎮静状態が得られるまでには約10分間を必要とする．歯科治療を開始すると開口状態で鼻呼吸ができない場合があるので，呼吸嚢（リザーバーバック）の動きや鼻マスクの呼気弁の動きをみて鼻呼吸ができていることを確認する．術中，患者が痛みを訴えた時は笑気濃度をそのままにして，局所麻酔で鎮痛をはかる．また，患者が不快感を訴えたり，意識が消失したり，興奮して術者の指示に従わない場合は，ただちに笑気濃度を下げる．

（6）笑気の吸入停止

歯科治療が終了したら笑気の吸入を停止し，100％酸素を吸入させる．通常，拡散性低酸素症（53頁参照）は発症しないが，安全面から100％酸素を吸入させる方が望ましい．

10）術後管理

酸素吸入後，5分間程度治療椅子に座らせておき，意識，血圧，脈拍数，呼吸数などバイタルサインを測定し異常がないことを確認する．異常がなければ治療椅子から降ろして，待合室で10分間以上休ませる．

意識が明瞭であること，バイタルサインに異常がみられないこと，ふらつきがなくまっすぐ歩けることを確認して患者を帰宅させる．

3. 静脈内鎮静法

1）笑気吸入鎮静法との相違点

笑気吸入鎮静法との大きな相違点は薬剤の投与方法である．すなわち，静脈内から薬剤を投与して鎮静状態を得ることである．したがって，会話や口呼吸による鎮静効果への影響もないため鎮静効果の発現は確実で速やかであり，健忘効果も得られる．また，笑気による室内汚染の心配はなく，高価な吸入鎮静器も必要ないなどの利点がある．しかし，投与薬剤の薬理作用や投与速度，治療内容や患者の全身状態により有意識下鎮静（Conscious Sedation）から過鎮静（Deep Sedation）に移行する場合がある．さらに意識消失，呼吸・循環抑制作用が発現して全身麻酔に移行することが考えられる．したがって，施行に際しては歯科麻酔に関する十分な知識と技術を有する歯科医師が行うべきである．

2）使用薬剤と薬理作用

静脈内鎮静法に使用される主な薬剤は，ベンゾジアゼピン系薬剤（ジアゼパム，フルニトラゼパム，ミダゾラム）と静脈麻酔薬（プロポフォール）でその特徴を表Ⅲ-1に示す．

3）適応症

歯科治療に対する恐怖心が強い患者，局所麻酔下で行われる長時間または比較的侵襲が大きな歯科治療（埋伏智歯抜歯やインプラント埋入術など），鼻閉や中耳炎など笑気吸入鎮静法が選択できない症例，内科的な全身疾患を有しストレスを最小限にしたい症例，歯科治療中に気分不快や意識消失などの既往がある患者で精神的要因が強いと考えられる症例などがあげられる．なお，知的障害者や過度の筋緊張，不随意運動が顕著な痙直型の脳性麻痺など，治療に非協力的な患者に対しても有効な場合が多いが，深い鎮静状態（過鎮静）になる可能性もあり，注意を要する[6]．

4）禁忌症

妊娠初期の患者，気道確保が困難な小顎症，肥

III 精神鎮静法

表Ⅲ-1 静脈鎮静法に使用される代表的薬剤の特徴

	ベンゾジアゼピン系薬剤			静脈麻酔薬
	ジアゼパム	フルニトラゼパム	ミダゾラム	プロポフォール
商品名	セルシン ホリゾン	ロヒプノール サイレース	ドルミカム	ディプリン プロポフォール
投与方法	間歇的投与 追加は初回の1/3～1/2	間歇的投与 追加は初回の1/3～1/2	間歇的投与 追加は初回の1/3～1/2	間歇的投与 シリンジポンプによる持続投与
鎮静投与量の目安	0.2～0.4mg/kg	0.010～0.015mg/kg	0.05～0.075mg/kg	導入量 0.3～1mg/kg 維持量 2～3mg/kg/hr
投与速度	1～2mg/30秒	0.1～0.2mg/30秒	0.5～1mg/30秒	調節可
最大投与量の目安	20mg	1mg	5～7mg	鎮静時間による
希釈法	不可	1A（2mg）を全量10mlか20mlに希釈	1A（10mg）を全量10mlに希釈	不可（細菌感染の危険）
導入・維持中の注意点	血管痛，静脈炎の可能性	鎮静作用が強力で投与量，投与速度により呼吸抑制	投与速度が速いと呼吸抑制	血管痛が強い．投与量，投与速度により呼吸抑制，意識消失
抗不安作用，健忘効果	強い	強い	強い	弱い
分布半減期（$t_{1/2}\alpha$）	30～60分	60～120分	6～15分	2.0～3.1分
排泄半減期（$t_{1/2}\beta$）	20～70時間	14～24時間	1.5～5時間	36～56分
覚醒	遅延の可能性	やや遅い	比較的速い	きわめて速い
特徴	呼吸抑制少ない	精神発達遅滞や自閉性で効果	短時間の処置に適応	調節性に富む
術後の注意点	6～8時間後に再鎮静化の危険性あり	他剤と併用すると覚醒遅延，入院も考慮	精神運動機能異常が遅延する可能性	自覚所見の回復が遅れる可能性あり

(鮎瀬卓郎：静脈内鎮静法, 歯科麻酔学第6版（海野雅浩他編), 261, 医歯薬出版, 東京, 2003. より引用改変)

満，閉塞性睡眠時無呼吸症候群，歯科治療に優先して治療が必要な重度の全身疾患を有する患者では禁忌と考える．また，小児や重度の知的障害者，自閉症なども深い鎮静状態を必要とする場合が多く，全身麻酔の適用を考える．さらに急性狭隅角緑内障や重症筋無力症の患者ではベンゾジアゼピン系薬剤は禁忌となるので他の薬剤を検討する．

5) 使用器具・モニタ

使用薬剤，注射器（10～20 ml），注射針（21～22G），駆血帯，アルコール綿，翼状針，静脈留置針（20～22G），輸液，点滴回路，延長管，三方活栓，絆創膏，シリンジポンプなどを準備する．モニタは血圧計，パルスオキシメータ，心電計を準備する．

6) 実施方法

静脈内鎮静法が実施される場合の，施術者および施設は次のような事項を十分考慮して行わなければならない[7]．

まず，術前管理では，術前の全身状態評価を含む術前診察（リスク判定），経口摂取の指示およびインフォームド・コンセントを実施する．次いで術中管理では，静脈確保の技能，バイタルサインの把握，モニタリング機器の設置と操作法，使用薬剤や救急薬剤に対する十分な知識ならびに緊急時の気道確保の技術，救命処置のための器具・薬剤の設置などが必要である．さらに術後管理では，帰宅判定基準の評価と説明，鎮静終了後の全身状態の把握および術後合併症の診断と処置が求められる．

7）術前管理
（1）問診
　既往歴，常用薬，日常生活の状態，家族歴および歯科治療時の不快事項の有無などを確認し，必要に応じて主治医に現在の全身状態と常用薬について問い合わせる．
（2）検査
　血圧，脈拍数，呼吸数，体重を測定し，必要に応じて精密な検査を行う．
（3）患者への説明と同意
　静脈内鎮静法の必要性や鎮静状態を説明する．すなわち，使用薬剤，鎮静状態，健忘効果，合併症，全身麻酔との相違点などを十分に説明し同意を得ておく．
（4）術前患者への注意事項の説明と指示
　術前は固形物の摂取を避け，2～3時間の禁食を指示しておく．また，術後は自動車や自転車などの運転や，細かい仕事および重要な判断を要する仕事はできないことを説明しておく．さらに障害者や高齢者の場合は，付添人を必要とすることを患者の家族や保護者にあらかじめ説明しておく必要がある[3,6]．

8）至適鎮静度
　静脈内鎮静法の至適鎮静状態は，使用する薬剤により多少異なり，また，同じ薬剤であっても投与速度や治療内容によりこの状態は変化して個人差も大きい．したがって患者との会話や応答，バイタルサインを確認しながら薬剤を少しずつ投与していく．一般的な至適鎮静状態は，意識が保たれ不安や緊張がなくなり，リラックスして眠気が生じている状態である．他覚症状としては，血圧や脈拍数，呼吸数が安定し，上眼瞼が下垂した状態（Verrilleのサイン）で術者の指示には従うが応答時間はやや遅延した状態である．
　至適鎮静度を決めるためにRamsay Scoreを使うこともある．レベルでは2または3が至適鎮静状態といえる（表Ⅲ-2）．

表Ⅲ-2　Ramsay Score

鎮静レベル（Ramsayによる）
1. 覚醒していて，不安そうで動揺がみられ，落ち着かない
2. 覚醒していて，協力的で見当識があり，落ち着いている
3. 覚醒しているが，指示にようやく従う
4. 入眠しているが，眉間を軽く叩いたり大声で刺激したりすると素早く反応する
5. 入眠していて，眉間を軽く叩いたり大声で刺激したりするとゆっくりと反応する
6. 入眠していて，眉間を軽く叩いたり大声で刺激しても反応がない

（Ramsay M, et al. : Controlled sedation with alphaxalone-alphadolone, Br MJ, 2 : 656-659 1974.）

9）術中管理
（1）モニタの装着
　患者に楽な姿勢をとらせて血圧計とパルスオキシメータを装着する．必要に応じて心電計を装着する．
（2）静脈確保
　血圧計のマンシェットを巻いた腕と反対側の前腕の静脈を穿刺する．できるだけ太くてまっすぐな静脈を選び，屈曲部や細くて蛇行している血管は避ける．また，静脈路確保後の固定は確実に行う．
（3）薬剤の投与
　薬剤投与前のバイタルサインを測定し記録する．ジアゼパムやプロポフォールの場合は血管痛があることをあらかじめ説明しておくとよい．投与中は患者と会話を交わし応答の状態やバイタルサイン（血圧，脈拍，呼吸状態）を観察し，予定投与量に達しなくても会話速度の遅延，言語の不明瞭化，軽くまぶたが閉じようとした状態になれば投与を中止する．注意事項としては患者を眠らせないこと，薬剤は患者の状態をみながらゆっくり投与すること，高齢者には投与量を少なくすることなどがあげられる．
（4）治療中の管理
　薬剤を投与して至適鎮静状態に到達後，バイタルサインを確認して局所麻酔を開始する．局所麻酔で無痛を得ることが鎮静法の成否を左右する．
　治療中は患者の表情や呼名反応，バイタルサイン（血圧，脈拍，呼吸状態）の変化に注意して5分間

隔で記録する．

（5）注意点

術野と気道が一致するため鎮静状態では特に気道管理が重要である．開口器を装着する場合は，気道狭窄や閉塞をきたすことがあるので不必要に大きく開口させることは避ける．また，術者やアシスタントによる下顎圧迫や舌の圧排は気道狭窄や閉塞または嚥下困難になるため必要に応じて術者に注意を喚起し下顎を挙上する．また，エアタービンや超音波スケーラーによる注水，切削物，血液および唾液は口腔内に貯留しやすいので確実な吸引が必要である．患者が咳を発したら，状態が安定するまで治療を中止するのがよい．

10）術後管理

（1）治療終了

プロポフォールの場合は持続投与であるので投与中止の時期は治療内容や鎮静状態により異なってくる．薬剤の特性を考え，覚醒までの時間を評価して投与中止のタイミングを決定する．治療が終了したら口腔内の異物や出血，腫脹の有無を確認し，意識状態，呼吸状態，血圧，脈拍を評価し異常がなければ，患者をベッドやソファーあるいは治療椅子にて休ませる．モニタは術後も装着しておくことが望ましい．再鎮静や嘔吐，出血などに十分注意して患者を監視する．

（2）患者の帰宅許可の評価

患者の全身状態や治療時間，使用薬剤や投与量により帰宅時間は異なってくるが，帰宅許可のタイミングとしてはバイタルサインと運動機能の評価が基本となる．バイタルサインでは，応答が明瞭で意識レベルが術前と同じ状態まで回復していること，呼吸状態，血圧，脈拍数に異常がないことが重要である．運動機能の評価としては，ふらつきがなくまっすぐ歩けることやロンベルグテストで異常がみられないこと，筋力の回復が十分であることが重要である．ロンベルグテストとは，患者に両足をつけ直立させ，手はまっすぐ体側につけ閉眼で30秒間のふらつきを確認するテストである．そのほか，飲水が可能で嚥下機能が正常であることや排尿の確認をしておく[7]．ベンゾジアゼピン系薬剤を用い覚醒が遅延した場合は，拮抗薬であるフルマゼニルの投与も有効であるが，投与後の興奮や再鎮静（後睡眠）を生じる場合もあるので使用には注意を要する．拮抗薬の投与はあくまでも補助的な手段として考え，覚醒が遅延した場合は原則的に術後の安静時間を延長する[6]．

帰宅までの交通手段や距離，付き添いの有無も帰宅条件に関係するので総合的に評価して患者を帰宅させる．

（3）患者への注意事項

当日の自動車や自転車の運転，細かい仕事や重要な判断を要する仕事および飲酒，激しい運動などをしないように十分説明しておく．帰宅後に発熱，嘔吐，出血や注射部位の痛みや麻痺など異常がみられたら連絡するように指示する．

（嶋田昌彦）

■文 献

1) 嶋田昌彦：精神鎮静法の概念，海野雅浩他編，歯科麻酔学第6版，229-230，医歯薬出版，東京，2003．
2) 宮脇卓也：鎮静法に用いられる薬剤と薬理，海野雅浩他編，歯科麻酔学第6版，230-249，医歯薬出版，東京，2003．
3) 嶋田昌彦：精神鎮静法の実際，古屋英毅他編，歯科麻酔学第5版，253-271，医歯薬出版，東京，1997．
4) Wolf, G. L., et al.: Nirous oxide increase IOP after intravitreal sulfur hexafluoride injection Anesthesiology, 59, 547, 1983.
5) 國分正廣：吸入鎮静法，海野雅浩他編，歯科麻酔学第6版，249-255，医歯薬出版，東京，2003．
6) 鮎瀬卓郎：静脈内鎮静法，海野雅浩他編，歯科麻酔学第6版，255-268，医歯薬出版，東京，2003．
7) 渋谷 鉱：静脈内鎮静法の安全運用ガイドラインについて，第20回日本歯科麻酔学会リフレッシャーコーステキスト，19-24，日本歯科麻酔学会，東京 2006．

Ⅳ 全身麻酔

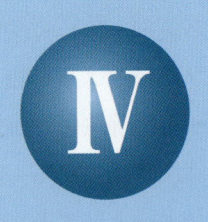

　全身麻酔法には大きく分けて吸入麻酔法（Inhalation Anesthesia）と静脈麻酔法（Intravenous Anesthesia）の2つの方法がある．全身麻酔薬，特に吸入麻酔薬のメカニズムは多くの仮説があるものの意見の一致がみられていない．

　全身麻酔の効果は①健忘・意識の消失，②鎮痛，③有害反射の予防，④筋弛緩の4要素から構成され，全身麻酔を行う際はこれらの4要素を考慮しなければならない．しかし，現在，単一の麻酔薬ですべてを満たすことは不可能である．そこで健忘・意識の消失には揮発性吸入麻酔薬や鎮静薬，鎮痛は鎮痛薬，有害反射に対しては硫酸アトロピン，筋弛緩は筋弛緩薬というように種々の薬剤を組み合わせてこれら4要素を個々に調節するバランス麻酔の時代となっている．

　歯科領域の全身麻酔の特徴は，①気道と歯科口腔外科手術領域が共有されるので気道管理に細心の注意が必要，②施設によっては心身障害者のための全身麻酔や日帰り全身麻酔が多い，③挿管困難の症例が比較的多い，④麻酔医が頭頸部から離れることが多く，気道のトラブル時の対応が遅れやすい，⑤短時間で終了する歯科治療から長時間に及ぶ頭頸部悪性腫瘍の根治手術まで手術侵襲が幅広い，⑥緊急手術はきわめて少ない，⑦血管収縮薬としてアドレナリンの併用が多いことなどがある．

1．術前処置と麻酔前投薬

1）術前処置

麻酔前回診

　麻酔前回診の目的は，麻酔や手術に対する患者の不安や恐怖の念を和らげるとともに，必要な既往歴を聴取し，入院以来の処置，経過，現症および各種検査の成績から患者の全身状態を把握することである．これらを基礎にして予定手術に対する麻酔の選択を行い，あわせて術中・術後の患者管理についての方針をたてる．

　手順として診療録（カルテ）および検査結果から，既往歴，現病歴の把握，患者診察，主治医との打ち合わせ，麻酔方法の決定，前投薬の指示という流れになる．

①既往歴

　注意すべき既往歴として気管支喘息，薬物アレルギーないし過敏反応，心疾患（心筋梗塞，狭心症，心不全），てんかんその他の痙攣性疾患を問診するほか，悪性高熱症などの，これまでの麻酔に際しての異常の有無を質問する．

②現症

　喫煙，貧血，高血圧，発熱状態などの代謝異常，甲状腺機能亢進症や糖尿病，気道の状態，開口状態などをはじめとして，出血性素因，脊柱・四肢の運動状態・変形を診査する．

③術前投与薬剤

　a．副腎皮質ステロイド薬

　　喘息患者，全身性エリテマトーデス（Systemic Lupus Erythematosus；SLE），関節リウマチ（Rheumatoid Arthritis；RA）などの膠原病患者などが服用している可能性がある．ステロイドは，易感染性，創傷治癒の遅延，消化性潰瘍などが副作用としてある．副腎皮質の機能が正常であっても副腎皮質ステロイド薬を長期間投与されていると，二次的に副腎皮質の機能抑制が起こる．また，下垂体からのACTHの分泌が抑制され副腎皮質によるコルチゾールの分泌も抑制される．ステロイド療法が継続されると下垂体のACTHを産生する能力は減少し，下垂体・副腎皮質の両者に廃用性萎縮が起こる．このような状態で生体に強いストレスが加わった場合，萎縮した副腎皮質は，生体が必要とする糖質コルチコイドの分泌量を反応性に増大させることができず，急性の副腎皮質機能不全を起こす．

したがって，手術に際してステロイドカバーと呼ばれるステロイド薬の増量を行う．

b．インスリン

インスリン投与の有無も重要である．術前の絶食による低血糖状態でインスリンのルーチン投与は低血糖性昏睡に陥る危険がある．

c．抗凝固薬

脳梗塞，心疾患などでは抗凝固薬を服用している場合があり，術中の止血困難や術後出血のリスクがある．

d．降圧薬

降圧薬の服用は副作用について留意すべきである．例えば，クロルサイアザイド系降圧利尿薬による低K血症が起こるとジギタリス中毒，不整脈などが起こり得る．長期にβ遮断薬を服用しているとβ受容体が増加してカテコラミンの作用が増強する．Ca拮抗薬であるジルチアゼムを投与すると房室ブロックが起こり得るといわれている．アンギオテンシン変換酵素阻害薬やアンギオテンシンII受容体拮抗薬の長期間の服用は全身麻酔中に低血圧が生じやすい．

④全身疾患

a．甲状腺機能亢進症

基礎代謝率が高い場合には最小肺胞濃度（Minimum Alveolar Concentration；MAC）は上昇し，不整脈が生じやすく精神的にも不安定になりやすいなど，いわゆる被刺激性も上昇する．前投薬による鎮静を十分に行い，心拍数を増やさないために硫酸アトロピンを避け臭化スコポラミンを使用する．本症では，歯科治療でのアドレナリン使用は原則として禁忌とする．甲状腺ホルモンが基準値以内のユーサイロイド（Euthyroid）ではアドレナリンが20 μgまで使用できる．

なお，甲状腺腫による気道の圧迫のため気管挿管が困難となる可能性がある．

b．気管支喘息

喘息の特徴は，気道過敏性の亢進，気道閉塞の可逆性ならびに慢性の気道炎症にあるといえる．発作を誘発する要因として，副交感神経の刺激，ヒスタミンの遊離，気管支平滑筋の収縮が考えられるので，以上の作用を有する薬剤は禁忌となる．感冒があると気道の過敏性が高まるので，原則として手術を延期する．さらに，前投薬にヒスタミンを遊離させるバルビツレイト，気管支平滑筋を収縮させる麻薬を使わない．麻酔導入には，チアミラールを使わずにケタミンやプロポフォールを使用するか，あるいは吸入麻酔薬による緩徐導入を行う．筋弛緩薬ではヒスタミン遊離作用のあるクラーレは禁忌である．セボフルランとイソフルランは気管支平滑筋の拡張作用があるので比較的安全に使える．アスピリン喘息では非ステロイド系抗炎症薬（NSAID）の使用を避ける．発作時の治療として，脱水の補正，アミノフィリンの静注，β_2刺激薬の吸入，ステロイド投与などがある．

c．糖尿病

糖尿病は周術期合併症の大きな危険因子であり，特にコントロールが不良であったり，インスリンが投与されている状態では注意が必要である．術前コントロールが大切で，Hb$_{A1C}$

7％以下を目標値とし，尿中ケトン体は陰性が望ましい．網膜症，腎症，末梢神経障害が3大合併症である．さらに起立性低血圧などの自律神経障害，高血圧，脳血管障害，虚血性心疾患を併発する可能性がある．そのほか，易感染性，創傷治癒の不全といった危険性がある．低血糖の方が高血糖より危険で，術前血糖値は空腹時で80-120 mg/dlをめざす．

なお，周術期のストレス負荷や，アドレナリン，ステロイドの投与で血糖値は上昇する．

d. 高血圧

高血圧の約90％は本態性高血圧で原因不明であり，ついで慢性腎実質疾患・腎血管性高血圧・原発性アルドステロン症が原因となる．

心筋は長期の高血圧のため左室肥大をきたす．そして，健常者より心筋酸素必要量が増大し，心筋虚血のリスクは増大する．

血管は形態的に細動脈での中膜が肥厚し，血管収縮薬に対する反応性が亢進し，アドレナリンに対して反応の亢進が見られる可能性がある．

また，脳血流量の自動調節能が変動しやすくなる．高齢者では，脳血流量の自動調節能が右方に移動する．特に高血圧の高齢者では，血圧を高く保つことによって脳血流が維持されている（図Ⅳ-1）．したがって，若年者と同様の血圧に下げると高齢者にとっては脳血流量の減少をきたし，気分が不快になったり，失神の原因となったりすることがある．

コントロールが不良の高血圧は周術期合併症の危険因子である．全身麻酔中に手術刺激が加わると，血圧が著しく上昇し，刺激がなくなると著しく低下するという，いわゆる，血圧の変動が激しい傾向がある．

e. 虚血性心疾患

虚血性心疾患には狭心症と心筋梗塞とがある．（表Ⅳ-1）

虚血性心疾患を発症しやすい危険因子は，高血圧，血清コレステロール240mg/dl以上，喫煙，糖尿病，冠疾患あるいは動脈硬化症の家族歴，肥満である．その他，性格が，目的達成への強い欲求，競争心，切迫感と性急さ，過剰適応性であることも危険因子となる．

狭心症には，発作発現とそのメカニズムによる分類があり，主に冠動脈の器質的狭窄に起因する労作時狭心症と，主に冠動脈の攣縮に起因する安静時狭心症（異型狭心症），さらに両者が合併した労作性兼安静時狭心症がある．

なお，症状により，安定狭心症と，心筋梗塞や突然死を起こす可能性がある不安定狭心症とに分類することもある．

不安定狭心症と後述する急性心筋梗塞ならびに虚血性心臓突然死の3つをまとめて急性冠症候群と呼ぶ．本症候群には冠動脈プラークの

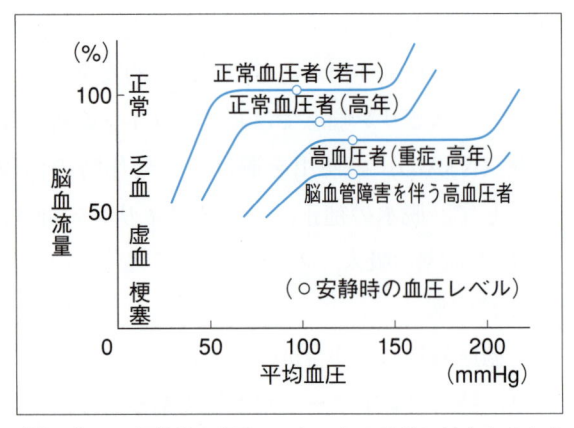

(稲田英一：高齢者の麻酔．これからの時代に対応するために，71，真興交易医書出版部，東京，1995．より引用改変)

図Ⅳ-1　脳血流量の自動調節能

表Ⅳ-1　狭心症と心筋梗塞の比較

	狭心症	心筋梗塞
機序	一過性の心筋虚血	冠動脈が完全に閉塞，心筋の壊死
症状	急激に起こる2～3分の前胸部重圧感がある．	胸痛は激烈で30分以上持続する．
ニトログリセリンの舌下投与	著効	無効
心電図	STの上昇もしくは低下	STの上昇もしくは低下．梗塞の進展に伴い，数時間後異常Q波が出現
歯科治療開始のめやす	発作後1カ月経過してから	発作後6カ月経過してから

崩壊と引き続き起こる血栓形成による冠動脈の完全もしくは不完全閉塞による一連の共通の病態が存在する．不安定狭心症では，ニトログリセリンの舌下投与の効果が悪く，急性心筋梗塞に移行する可能性が大きい．急性心筋梗塞に移行すると死亡率は30％に達し，その大半は病院到着前の死亡である．この時期の病院前死亡の主な原因は心室細動である．

周術期心筋梗塞について多くの虚血所見は手術終了時か麻酔覚醒時に始まる傾向がある．この時期は心拍数や血圧の上昇，凝固作用の亢進が生じる．このような状況は冠動脈の収縮，プラークの崩壊，血栓を生じやすくなる．そして，心筋酸素需給不均衡が生じ心筋虚血が生じる．心筋虚血は臨床症状や心電図で早期に診断がつくが，急性心筋梗塞の診断には，心電図のみならず，心臓超音波検査などの画像診断，血清心筋マーカーなどが必要となる．梗塞によって心筋壊死が生じても，クレアチンキナーゼ（CK）の血清濃度上昇は4時間前後を要するといわれる．したがって，急性心筋梗塞診断には，時間が必要である．

また，心筋梗塞の既往のある患者では，梗塞領域によって心機能障害の程度が異なる．

⑤手術危険度

周術期の合併症は（1）術前の患者自身の状態，（2）麻酔管理，（3）手術侵襲（術者の技量など），（4）施設の充実度が複雑に絡み合って原因をなす場合が多いが，術前の患者自身の状態が最も重要である．全身麻酔に際しては特に入念な評価が要求される．

術前の診察および検査の結果から，患者の一般状態の評価を行う．その分類として手術危険度という用語が使われる．これには American Society of Anesthesiologists（ASA），Hugh-Jones，New York Heart Association（NYHA）などがある（3頁参照）

⑥外科医との打ち合わせ

麻酔担当医は手術内容に無関心であってはならない．安全な全身麻酔を行うためには，手術時間，手術の体位，侵襲の程度，出血量，気道に及ぼす影響などを知っておく必要がある．術者の手術技量は上記に大きな影響を及ぼすから，術前の外科医との打ち合わせは必要不可欠である．

2）経口摂取制限

全身麻酔時には胃が空虚であることが原則である．全身麻酔を通して，使用する薬剤のために咽頭・気管反射が抑制され，胃の内容物の逆流や嘔吐が発生しやすく，誤嚥の結果，窒息や誤嚥性肺炎にまで至ることがあるためである．したがって，経口摂取制限は必ず行う．通常成人では6時間，幼児では4時間前までに経口摂取を止める．

3）麻酔前投薬

全身麻酔を安全かつ円滑に施行するために前もって薬剤投与することを麻酔前投薬という．

（1）麻酔前投薬の目的

①不安の軽減

麻酔や手術に対する不安を軽減するために，鎮静ないし催眠を目的として鎮静薬を投与する．

②気道分泌の抑制

唾液や気道分泌の抑制のために硫酸アトロピンや臭化スコポラミンを投与する．

③反射の防止

有害な自律神経性反射の抑制のため硫酸アトロピン（副交感神経反射抑制）を投与する．

④鎮痛

鎮痛ないし痛覚閾値の上昇を目的とし，鎮静薬を投与する．

⑤代謝の低下

代謝の低下を目的として鎮静薬を投与する．

（2）前投薬に用いられる薬剤

副交感神経遮断薬である抗コリン作動薬とは，副交感神経の節後線維支配器官の奏効器においてアセチルコリンのムスカリン作用と競合して，その作用を遮断するもので，硫酸アトロピンと臭化スコポラミンがあり，これらはベラドンナアルカロイドと呼ばれる．両者の相違を表に示す（**表Ⅳ-2**）．アトロピンよりスコポラミンの方が心拍数を増やさず，鎮

表IV-2 アトロピンとスコポラミンの比較

	硫酸アトロピン	スコポラミン
分泌抑制効果	＋	＋＋
鎮静効果	－	＋＋
副交感神経抑制効果	＋＋	＋
心拍数増加作用	＋	－
基礎代謝亢進	＋	－
瞳孔散大作用	＋	＋＋
Morphine に対する呼吸抑制拮抗作用	＋	＋＋

静効果もあるので，心筋梗塞，狭心症，甲状腺機能亢進症を合併している症例ではスコポラミンが選択される．一方，スコポラミンの副作用として老人でせん妄状態になることがある．硫酸アトロピンの副作用である急性アトロピン中毒は口渇，体温上昇や口の周囲が蒼白になり全身の皮膚紅潮などの症状が出現する．これらは小児でみられることが多い．

麻薬性鎮痛薬としてモルヒネ，ペチジンが，非麻薬性鎮痛薬としてペンタゾシンが，催眠薬としてバルビツレイト，緩和精神安定薬としてミダゾラム，ジアゼパムやヒドロキシジンを使用することが多い．

2. 吸入麻酔

1）吸入麻酔薬の分類

（1）揮発性麻酔薬

常温，常圧で液体である吸入麻酔薬で，気化器で気化させて吸入させる強力なものである．

（2）ガス麻酔薬

常温，常圧で気体の吸入麻酔薬で，ボンベに充填されている．

2）吸入麻酔薬の吸入と排泄

吸入麻酔薬の体内での濃度は麻酔ガスの分圧勾配に応じて肺胞内から脳内に移行する．すなわち，気道から肺胞に拡散した吸入麻酔薬は，肺循環に移行し，最終的に脳に達する．また逆の経路で排泄される．

3）吸入麻酔薬の吸収に影響する因子

（1）吸入ガスの濃度

①濃度効果（Concentration Effect）とは，吸入ガスの濃度が高いほど，吸収は速いことをいう．亜酸化窒素のように高濃度で与えられる場合にみられる．

②二次ガス効果（Second Gas Effect）とは高濃度と低濃度の2種類のガスを同時に吸入させたとき，高濃度のガス吸収が濃度効果によって促進されるため，低濃度のガスの吸収も同時に促進されることをさす．二次ガスとは，揮発性麻酔薬をさす．

（2）肺胞換気量と機能的残気量

換気量が大きいほど，肺胞内濃度は速やかに上がる．一方，機能的残気量が大きいほど，吸入ガス濃度が薄められるので，肺胞内濃度は増加しにくく，結果的に麻酔の導入は遅くなる．

（3）吸入麻酔薬の血中溶解度

血液／ガス分配係数（blood／gas partition coefficient）が大きいほど血液へ溶けやすく，いつまでも肺胞から血中への溶け込みが続くので，肺胞内の濃度が上がらず，脳内への麻酔薬の移行が遅れる．すなわち，この分配係数が大きいほど麻酔がかかりにくくなる．例えば，セボフルランよりイソフルランの方が血液／ガス分配係数は大きいので導入が遅くなる．

（4）心拍出量・肺血流量

小さいほど肺胞濃度が速やかに上昇するので導入が速くなる．

（5）空気を含むスペースへの麻酔薬の吸収

吸入麻酔薬は組織のみでなく，体内の空気を含む腸内や中耳などにも取り込まれる．したがって気胸，気腹，腸閉塞，気脳などのように体内に閉鎖腔がある場合，笑気の吸入によりこれらの空間は膨張し内圧は上昇してしまうことがある．これは窒素よりも笑気の血液／ガス分配係数が高いために起こる．例えば，耳管が閉鎖しているとき，笑気の吸入により内耳腔の内圧は上昇し，吸入後は逆に陰圧を生じるので，内耳炎を起こすことがある．

4) 吸入麻酔薬の排出に影響する因子

(1) 体内での分解
麻酔終了後，再び呼気中に排出されるが，一部は体内で分解を受ける．

(2) 血液／ガス分配係数
一般に覚醒の速度は，血液／ガス分配係数の大きいものほど遅い．

(3) 拡散性低酸素症（Diffusion Hypoxia）
高濃度の笑気で全身麻酔を施行後，ただちに空気を吸入させると，体内にあった笑気が血液から肺胞へ急速に排泄される．窒素は血液への溶解度が笑気より小さく，肺胞内に留まる．このため結果的に肺胞内の酸素濃度が低下する．この状態を拡散性低酸素症（酸素欠乏）という．

5) 麻酔深度と最小肺胞内濃度（MAC）

(1) 麻酔深度
適切な麻酔深度とは手術侵襲に対する生体反応をできるだけ抑制し，術中覚醒を予防し手術終了とともに良好な覚醒を得ることである．しかし，迅速な覚醒は術後疼痛の訴えが増す可能性が高くなり，一概に早い覚醒が好ましいわけでない．

(2) Guedel のエーテルの臨床徴候（図IV-2）
1937年，Guedel はエーテル麻酔の深度を，臨床所見から第I期〜第IV期に分類した．すなわち，第I期（覚醒・無痛期）を吸入麻酔開始から意識消失までの期間，第II期（興奮期）を意識消失とともに，体動が増して興奮状態となり，分泌物の増加や嘔吐の危険が高まる時期とした．第III期（外科期）をさらに，1相：体動は消失し，呼吸・循環などの活動は抑制される，2相：呼吸は浅くなり，血圧は低下する，3相：麻酔が深くなるにつれて血圧はさらに低下し，呼吸は弱まる，4相：呼吸は停止し，血圧は著しく低下する，の4相に分類した．第IV期（麻痺期）は血圧は測定不能となり，心停止に至る時期とした．

現在用いられている麻酔薬では Guedel のエーテル麻酔の分類が必ずしもあてはまらないが，全身麻酔に対する生体反応を呼吸，血圧，筋緊張，瞳孔などの臨床徴候として以上の分類に準じて判定することは，基本的な麻酔管理のために必要である．

なお，現在では臨床徴候のほかに補助手段として Bispectral Index（BIS）モニタが有用である．

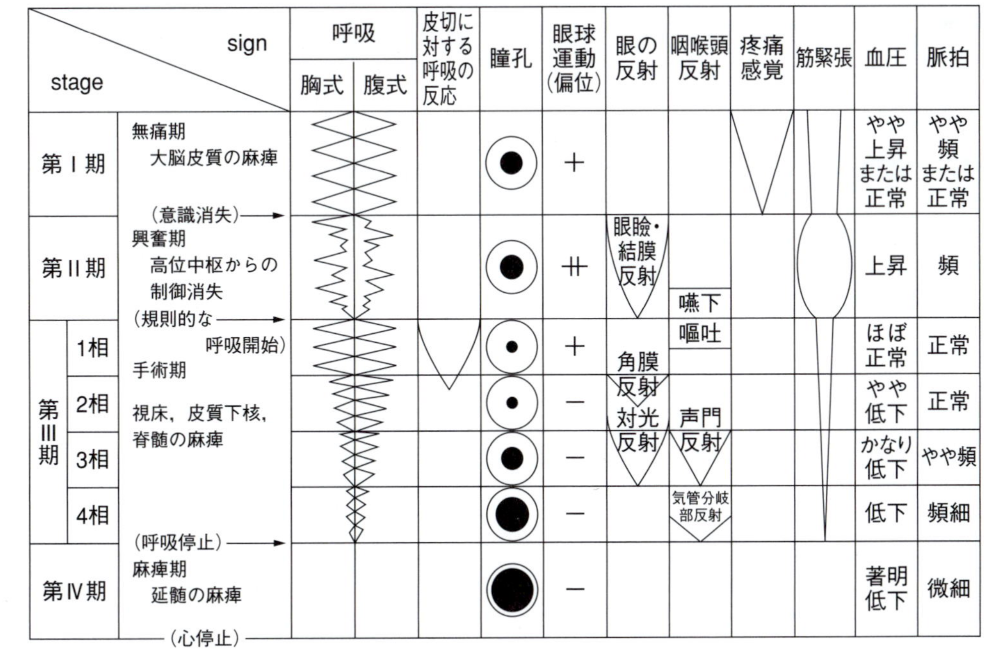

図IV-2 Guedel のエーテル麻酔深度表

（3）最小肺胞内濃度（Minimum Alveolar Concentration；MAC）

皮膚切開に対して，50％の患者が体動を示す時点の肺胞内の最小麻酔薬濃度のことを最小肺胞内濃度という．この概念が導入されて，初めて吸入麻酔薬の作用強度の基準を決めることが可能となった．

最小肺胞内濃度に影響を与える因子には，年齢（加齢に伴い減少），体温（上昇すると増加），妊娠（減少），甲状腺機能（亢進で増加）がある．

6）各種の吸入麻酔薬（表IV-3）

（1）イソフルラン（Isoflurane）

刺激臭があり，気道刺激をもたらすことがある．脳血流量の増加や脳圧上昇は揮発性麻酔薬中で最も低い．ほとんどが呼気中に排出され，生体内代謝率が低く，肝や腎などの臓器障害のリスクが小さい．

（2）セボフルラン（Sevoflurane）

現在，イソフルランとともによく使用されている．血液／ガス分配係数0.63と笑気に次いで小さいため，導入覚醒が速い．刺激臭が弱いため，小児の導入に用いられる．体内代謝率は低いが，血清フッ素イオン濃度が高くなるので，ソーダライムと反応して産生される分解産物が時に問題となる．

（3）笑気（Nitrous Oxide）

MACは105％で麻酔作用は弱いが，鎮痛作用は強力である．しかし笑気のみ単独で用いて全身麻酔を行うことは困難である．血液／ガス分配係数が0.47のため導入と覚醒が速い（41頁参照）．

3．静脈麻酔

静脈麻酔とは静脈内に投与する麻酔薬を用いて全身麻酔を施行する方法である．呼吸抑制・循環抑制は，すべての静脈麻酔薬で起こり得るので人工呼吸をいつでもただちにできるようにしておくことが大切である．

1）静脈麻酔の適応

マスクによる圧迫や不快臭など，吸入麻酔薬による不快感が避けられるため，全身麻酔の導入として好んで用いられる．また，吸入麻酔を維持する際の補助や鎮痛効果の増強，あるいは催眠，鎮静のために局所麻酔の補助としても使われる．脱臼の整復術などの特殊な小手術あるいは検査時には単独でも使用される．さらに，静脈麻酔薬は局所麻酔薬中毒あるいは破傷風の痙攣などの治療的な目的にも用いられる．

2）静脈麻酔に用いられる薬剤

（1）バルビツレイト（Barbiturate）

一般に麻酔導入薬として超短時間作用性のチアミラール（サイアミラール®）やチオペンタール（ラボナール®）を用いる．特徴として，呼吸抑制，循環抑制，疼痛閾値の低下，副交感神経刺激作用がある．喘息発作時，ポルフィリン症の患者には禁忌である．

（2）ケタミン（Ketamine）

ケタミンは，常用量で新皮質や視床を抑制する一方，大脳辺縁系を逆に賦活化するので解離性麻酔薬と呼ばれる．特徴として，強力な鎮痛作用を有する，筋弛緩作用がほとんどない，防御反射の抑制が少ない，呼吸抑制作用が少ない，気道分泌物の増加，昇圧作用をもつ（交感神経系刺激効果），蓄積作用がほとんどない，不快な夢をみることがある，などである．現在では麻薬として扱われる．

（3）プロポフォール（Propofol）

新しい薬剤で，白色乳濁液の製剤である．特徴として，麻酔からの覚醒が速やかであるが，鎮痛作用はない．細菌汚染の危険性があり，注入時の血管痛がある．

（4）デクスメデトミジン（Dexmedetomidine）

選択性の高いα_2アドレナリン受容体アゴニストである．鎮痛・鎮静作用，唾液分泌抑制作用があるが，徐脈を生じやすい．

（5）ジアゼパム（Diazepam）

代表的なベンゾジアゼピン誘導体で大脳辺縁系を抑制する．薬理作用として，鎮静催眠，抗不安，抗痙攣，中枢性筋弛緩，健忘などがある．欠点として静脈内投与で血管痛が強い．

表Ⅳ-3 吸入麻酔薬（笑気・イソフルラン・セボフルラン）

	ガス麻酔薬	揮発性麻酔薬	
	笑気	イソフルラン（フォーレン®）	セボフルラン（セボフレン®）
構造式	N≡N−O	$\begin{array}{c}F\;\;H\;\;F\\|\;\;\;|\;\;\;|\\H-C-O-C-C-F\\|\;\;\;|\;\;\;|\\F\;\;Cl\;F\end{array}$	$\begin{array}{c}F_3C\;\;\;\;H\\|\;\;\;\;\;\;\;\;|\\H-C-O-C-F\\|\;\;\;\;\;\;\;\;|\\F_3C\;\;\;\;H\end{array}$
分子量	44.0	184.4	200.1
沸点	−88.5	48.5	58.6
蒸気比重（空気=1）	1.53	6.4	
液体比重（水=1）	36.5°C	1.49	1.53
液化臨界温度	39.800		
蒸気圧 20°C (mmHg)	44.840	250	157
25°C	54.200	295	197
37°C	89.5	460	317
気化潜熱 cal/g		36.0	39.5
分配係数 Water/Gas (37°C)	0.47	0.61	0.356
Blood/Gas	0.47	1.4	0.63
Oil/Gas	1.40	97.8	53.9
Fat/Gas	1.22	94.5	48.7
MAC %	105	1.15	1.71
臭気	わずかに甘い	軽い刺激臭	芳香性
爆発性	−	−	−
ソーダライムとの反応	−	−	＋数種類の分解物
安定化剤	−	−	−
導入・覚醒	速	速	速
使用濃度(%) 無痛	20〜40		
麻酔	〜80	1.5〜2.5	
呼吸停止	(−)	2.5〜3.0	
気道刺激	−	±	−
分泌過多	−	−	−
呼吸抑制	＋	＋	＋
鎮痛作用	＋	＋	＋
筋弛緩作用	−	＋＋	−
心筋抑制	−	±	±
末梢血管	収縮	拡張	拡張
血圧	やや上昇	下降	下降
心拍数	やや上昇	上昇	不変または軽度上昇
心筋アドレナリン感受性増加	80%で軽度	±	±
血中カテコールアミン	NA上昇		NA上昇？
アドレナリン併用	可	可	可
血糖	不変		不変
肝障害	−	−	±
腎障害	−	−	
代謝障害率	不明	0.2%	1.5〜4%
子宮収縮	変化なし	抑制	
その他の障害	造血機能，顆粒白血球減少		
嘔吐	少ない	少ない	少ない

NA：ノルアドレナリン

（吉矢生人・真下節編：麻酔科入門改訂7版，402-403，永井書店，大阪，1999.より引用改変）

(6) フルニトラゼパムとミダゾラム

両薬剤ともジアゼパムと同じベンゾジアゼピン誘導体である．フルニトラゼパムは，他の2剤より強力で作用時間も長い．ミダゾラムは作用時間はジアゼパムとフルニトラゼパムよりも短い．

フルニトラゼパムとミダゾラムは蒸留水などで稀釈できるので，投与量がコントロールしやすく，また，静注時の血管痛が極めて少ないことが特徴である．

(7) フルマゼニル（Flumazenil）

中枢型ベンゾジアゼピン受容体に対する特異的な拮抗薬である．適応としてベンゾジアゼピンによる呼吸抑制や術後の覚醒遅延，ベンゾジアゼピン中毒患者の治療がある．副作用の発現は稀であるが，急激な覚醒に伴う血圧上昇，頭痛，興奮，嘔気などが生じることがある．

3）ニューロレプト無痛法（Neurolept Analgesia；NLA）

神経遮断薬（Neuroleptics）により意識はあるが周囲に対して無関心な鎮静状態を作り，同時に鎮痛薬（Analgesics）を併用して手術可能な無痛状態を得る麻酔法である．神経遮断薬としてドロペリドール，鎮痛薬としてフェンタニルが使われることが多い．亜酸化窒素や静脈麻酔薬を併用し，意識を消失させる方法をニューロレプト麻酔法（Neurolepto anesthesia, NLA）と呼ぶ．ドロペリドールでなくミダゾラム，フェンタニルでなくペンタゾシンのように薬剤の組み合わせを変えた方法をNLA変法と呼ぶ．

(1) ドロペリドール（Droperidol）

ブチロフェノン誘導体に分類される精神安定薬で，鎮静作用のほか，制吐作用がある．副作用として，振戦などの錐体外路系症状を生じることがある．

(2) フェンタニル（Fentanyl）

合成麻薬（オピオイド）で，強力な鎮痛作用がある．呼吸抑制作用が強い．胸郭が固くなり，人工呼吸が困難となる鉛管現象（Lead Pipe Phenomenon）を生じることがある．また，ナロキソンで拮抗される．

4）全静脈麻酔法（完全静脈麻酔：Total Intravenous Anesthesia；TIVA）

吸入麻酔を使用しなくとも，意識消失には催眠薬を，鎮痛には鎮痛薬を，骨格筋の弛緩には筋弛緩薬を投与すれば全身麻酔状態は得られる．これらの薬剤は，すべて経静脈的に投与できるため，全静脈麻酔法と呼ばれる．この方法は術中覚醒のリスクがあるので，これを予防するためにはBISモニタが有用である．

4．筋弛緩薬

神経筋接合部（Neuromuscular Junction）に作用して，神経から筋に至る興奮の伝導を遮断し，筋弛緩を生じさせる薬剤を筋弛緩薬という．

1）作用機序

筋弛緩薬は終板後膜にあるアセチルコリン（Ach）受容体と結合して神経筋接合部の興奮伝導をブロックする（図Ⅳ-3）．このブロックの様式により非脱分極型ブロックと脱分極型ブロックとに分けられる．

(1) 非脱分極型ブロック

Achと競合して受容体と結合して受容体を占有し，Achによる脱分極を阻害して，神経筋伝導をブロックする．

(2) 脱分極型ブロック

受容体と結合してAchと同様の反応を示すもので，終板後膜の脱分極をきたし，一過性の筋収縮（筋線維束攣縮：Fasciculation）を生じる．Achと異なり代謝が遅いため，受容体と結合している時間が長く，脱分極の状態が持続し再分極が妨げられる．その間，終板のAchに対する感受性が失われ，筋収縮が抑制される．

(3) 脱感作性ブロック

2相性ブロックともいう．脱分極型筋弛緩薬を反復して大量投与すると，非脱分極型筋弛緩薬と似た状態になる．

2）筋弛緩薬の拮抗

コリンエステラーゼの阻害薬であるネオスチグミンは，Achの分解を抑制することにより神経筋接合部のAch濃度を上昇させ，非脱分極型筋弛緩薬を受容体から競合的に遊離させ，神経筋伝導を回復させる．これを拮抗（リバース）と呼ぶ．この際，Achのムスカリン作用による徐脈や分泌物の増加を予防するために硫酸アトロピンを同時に静脈内投与する．

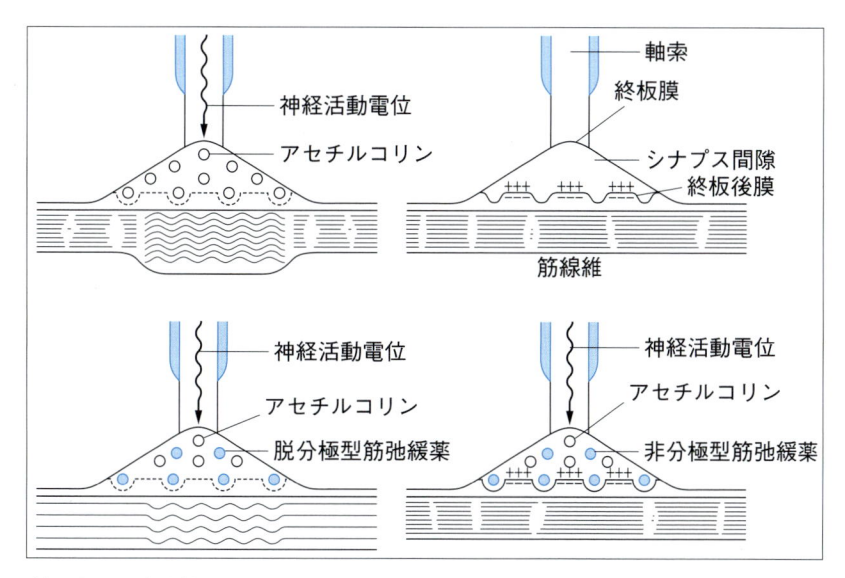

(岩月賢一：麻酔学　改訂3版, 64, 金原出版, 東京, 1966. より引用改変)
図Ⅳ-3　神経筋接合部での脱分極型ブロックと非脱分極型ブロックの作用機序
通常は神経活動電位によりアセチルコリンが分泌され，脱分極が起こり筋が収縮する（左上）．遊離したアセチルコリンはただちにコリンエステラーゼにより分解され，終板はふたたび分極し，筋収縮はもとの状態に回復する（右上）．脱分極型ブロックでは筋弛緩薬がアセチルコリンの代わりに受容体を占拠して一過性の脱分極，すなわち，筋収縮を起こすがその後の再分極が阻害される（左下）．非脱分極型ブロックでは筋弛緩薬がアセチルコリンの代わりに受容体を占拠して脱分極を阻害する（右下）

3）筋弛緩薬の効果判定

末梢神経を電気刺激したときの筋の反応で，筋弛緩効果の判定およびブロックの様式の鑑別を行うことができる．

(1) 単一刺激

刺激頻度は0.1〜0.15 Hzが望ましい．非脱分極型筋弛緩薬によるブロックでも脱分極型筋弛緩薬によるものでも抑制されるが，Ach受容体の70〜80％が筋弛緩薬に占拠されていても正常の反応がみられる．

(2) 4連神経刺激（Train of Four Nerve Stimulation；TOF神経刺激）

2 Hz，2秒間の連続4回の刺激に対する収縮反応をみて，第4回目の収縮と最初の収縮に対する割合を％で表した数値．ブロックされていない状態では筋収縮によるtwitch heightは変わらないが，非脱分極型筋弛緩薬によるブロックでは，程度に応じて漸減して行き，4回目の収縮と最初の収縮に対する割合は70％以下になる．2相性ブロックでも70％以下を示す．脱分極型筋弛緩薬によるブロックでは最初の刺激によるtwitch heightは小さいが，4回目の収縮と最初の収縮に対する割合は70％以上になる．このように4連神経刺激で筋弛緩の効果判定が行える（**図Ⅳ-4**）．

4）臨床所見

筋弛緩薬の効果判定を臨床所見によって行うおよその目安は，TOF神経刺激では5秒以上の頭部挙上が90％，10秒以上の上肢挙上が80％，15 m*l*/kg以上の肺活量が75％に相当する．開眼，舌の突出，咳ができなくなると，TOFは60％以下に低下したといえる．

5）適応と禁忌

筋弛緩薬を使用する適応は，全身麻酔下の手術，気管挿管，術野の不動化である．その他，リスクの高い患者に対して筋弛緩薬を使用することにより，浅い麻酔深度での麻酔管理が可能となったり，長期の人工呼吸や電気ショック療法が可能となったりする．なお，筋弛緩薬は確実な気道確保と人工呼吸が行える場合にだけ使用するべきである．

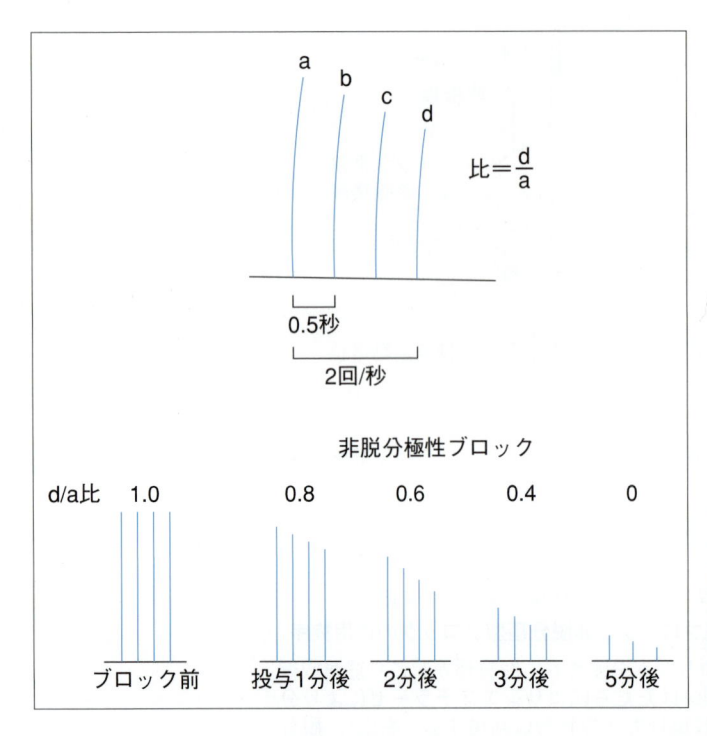

(山本亨：麻酔学第7版, 196, 医学書院. 東京, 1992. より引用改変)

図Ⅳ-4 Train-of-four Ratio 四連反応比
0.5秒間隔で4回の連続して刺激した時，4回めの収縮の1回めに対する割合をさす．非脱分極型の筋弛緩薬では70％以下になると筋弛緩効果が得られたと判断する

表Ⅳ-4 非脱分極型筋弛緩薬と脱分極型筋弛緩薬の比較

	非脱分極型	脱分極型
	ベクロニウム，d-TC（クラーレ），パンクロニウム，ロクロニウム	サクシニルコリン（スキサメトニウム）
作用開始時の筋攣縮（線維束攣縮）	ない	ある
作用時間	20〜30分（ベクロニウム）	5〜10分
作用発現時間	2〜3分（ベクロニウム）	1〜2分
代謝	大部分は未変化のまま胆汁中に排泄（ベクロニウム）	血中の偽コリンエステラーゼ（血漿コリンエステラーゼ）
胃内圧眼圧上昇作用	ない	ある
拮抗薬	抗コリンエステラーゼ薬（ネオスチグミン）	抗コリンエステラーゼ薬を投与すると筋弛緩作用増強
悪性高熱症	誘因となることは少ない	誘因となる
筋肉痛	ない	ある
K^+遊離作用	ない	一過性にある
重症筋無力症	感受性高い	抵抗性
禁忌		熱傷，神経筋疾患，腎不全，脊髄損傷
Train of four ratio	70％以下	70％以上
小児	やや多量を必要とする（6カ月以下では感受性大）	特に反復投与で徐脈
遷延性無呼吸	ある（再クラーレ化）	ある（第2相ブロック）
作用機序	終板でAchとの競合に打ち勝ってAch受容体と結合し，Achによる終板の脱分極を阻止するために筋収縮が起こらなくなる．	終板でAch受容体と結合して持続的な脱分極が起こり，再分極が阻止されるために終板のAchに対する感受性が失われる．

6）非脱分極型筋弛緩薬と脱分極型筋弛緩薬の比較（表Ⅳ-4）

非脱分極型筋弛緩薬と脱分極型筋弛緩薬の比較を表Ⅳ-4に示す．

5. 気道の確保

ほとんどの全身麻酔薬は呼吸を抑制し，気道狭窄，閉塞を起こす．このために，気道の確保はきわめて重要である．麻酔管理に起因する総死亡・植物状態移行の原因として，換気・気道管理の不備が最も多いとされる．

開口障害などによって麻酔導入時に挿管困難をきたす場合がある．また，外科手術に伴い気管挿管チューブの位置が移動したり，チューブ損傷が生じたりしやすい．抜管時上顎骨固定に用いた鋼線でチューブも固定され，挿管チューブ抜去困難を引き起こす危険性もある．特に歯科口腔外科手術は術後の炎症や血腫による気道の圧迫，口腔内の出血・血餅による気道閉塞が生じやすい．

気道確保にはエアウェイ，フェイスマスク，ラリンジアルマスクを使用したり，気管挿管，気管切開などの手技を行う方法がある．一般に用いられている麻酔薬を用いた急速導入などのように，意識を消失させ呼吸を停止させた状態では患者は苦痛を感じないが，気道の確保についてはリスクが生じる．意識下挿管は患者の呼吸が残っていて比較的安全であるが，患者にとって大きな苦痛である．また，気管切開による気道の確保は，頸部に炎症がある場合には禁忌である．このように，気道確保はさまざまな面から十分な検討を加え，最も適切な方法を採用する．

歯科麻酔領域では気道と術野が同一部位を占めるため，安全な気道確保には気管挿管または気管切開を行うことが多い．これを気管麻酔と呼んでいる．

1）気管麻酔の利点

・気道の確保が確実であり，舌根沈下，異物や体位変換による気道閉塞の危険が少ない．
・解剖学的死腔が減少し，調節呼吸が容易にできる．
・気管挿管がされていると，気管・気管支からの分泌物を吸引により効果的に取り除くことができる．また，麻酔医は患者の頭部からある程度離れていても調節呼吸が行える．
・歯科・口腔外科手術においては術野と気道が同じであるので，マスクを用いての口腔内手術は不可能である．したがって，気管挿管による麻酔は口腔外科手術に適している．

2）気管麻酔の欠点

・歯の破折，脱臼，軟組織の裂傷など，挿管による機械的損傷の起こる可能性がある．
・挿管操作時の神経反射により，血圧が下降したり徐脈となる場合がある．また，気管チューブによって気管内腔が狭くなり，呼吸抵抗が増大することがある．
・術後には気管チューブの機械的刺激により，喉頭浮腫，喉頭肉芽腫，偽膜性喉頭炎，喀痰の増加などが考えられる．

3）気管麻酔の適応

適応として，歯科・口腔外科手術以外にも開胸手術，顔面・頭部などの手術，上腹部の手術，特殊体位の手術，長時間の手術など多くがあり，気管挿管により術中の気道確保が容易となる．

4）気管挿管

(1) 挿管経路による分類

①経口挿管

通常の挿管方法．経鼻挿管に比べて容易で安全な気道確保法であるが，口腔内にチューブがあるため一部の歯科口腔外科手術や長期間の人工呼吸管理には適切でない．

②経鼻挿管

開口障害があったり，口腔内の手術でチューブが処置の妨げになるとき適応である．咬合状態もチェックできる．その他，長期の人工呼吸を行う場合に用いられる．経口挿管より操作はやや困難なことが多い．欠点は経口挿管よりチューブが細

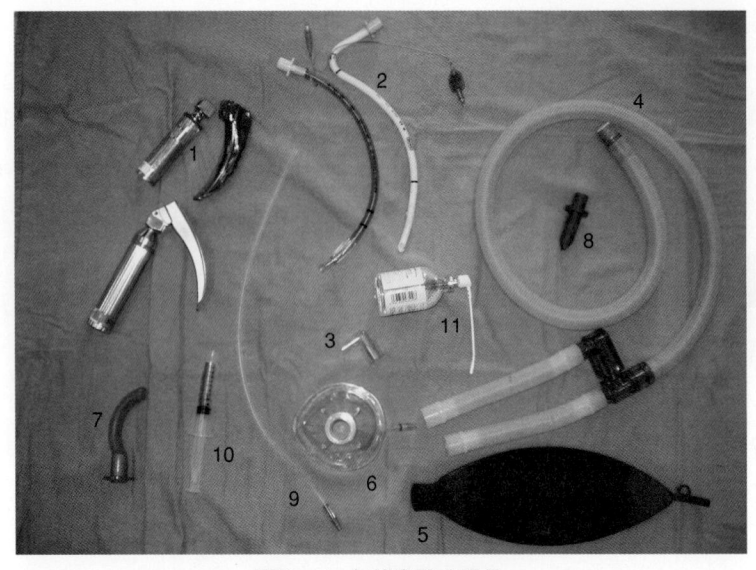

図Ⅳ-5　気管麻酔の器具
1. 喉頭鏡，2. 気管チューブ，3. コネクタ類，4. F回路，5. リザーバーバッグ，6. フェイスマスク，7. エアウェイ，8. バイトブロック，9. 吸引用カテーテル，10. カフ用注射器，11. リドカインスプレー

くなったり，カフが破れたりすることである．また，鼻出血や鼻腔内の分泌物を気管内へもち込む場合がある．

③気管切開（経気管挿管）

広範な頭頸部手術で術後の気道確保が困難な症例で行う．局所麻酔下や全身麻酔下での気管挿管後に行われることが多い．

(2) 挿管手技による分類

①直視下挿管

喉頭展開のもとに挿管する．

②ファイバースコープによる挿管

ファイバースコープを経鼻的に用いて行う．患者を鎮静し，自発呼吸下で気管チューブを咽頭部まで進め，チューブの中にスコープを通して声門を確認する．声門からスコープを気管内に挿入し，気管内のスコープをガイドとして気管チューブを挿管する．

③逆行性挿管

輪状甲状靭帯から気管を穿刺し，ガイドワイヤーを頭側に向け挿入する．ワイヤーを口腔や鼻腔から出し，チューブに結びつけてチューブを気管内に誘導する方法である．

④意識下（覚醒）挿管

覚醒している状態で気管挿管を行う方法である．開口障害や気道に異常があるために患者の意識が消失したり，呼吸が停止したりすると気道確保の困難が予想される場合や，急速導入や緩徐導入では，胃内容物の貯留による誤嚥の危険が高いことが考えられるときに行う．患者の協力のもとで操作を行う．

⑤盲目的挿管

通常鎮静下で経鼻にて気管チューブを挿入し，呼気音をガイドに気管内に進めていく．

(3) 挿管の器具一式（図Ⅳ-5）

①喉頭鏡

気管挿管のとき喉頭や気管を直視する道具．

②気管チューブ

気道の確保の手段に用いられる．先端付近にあるカフに空気を入れると気管壁とチューブとの間をなくし，誤嚥防止に役立つ．

③コネクタ類

④蛇管

曲げても内腔が狭窄しないようになっている．患者のマスク，もしくは，気管チューブと麻酔器をつなげるものであり，機械的死腔とはならない．以前は黒ゴムでできており，大変重かったが，現在は，F回路のようにほとんどがプラスチック製で軽くなっている．

⑤リザーバーバッグ

用手にて調節呼吸,補助呼吸を行うにあたり必要不可欠なものである.患者側に送られたガスを回路内でリザーバーとして用いるため必要である.

⑥マスク

気道の確保,人工呼吸を行う.透明なマスクは口唇のチアノーゼなどを観察できるので便利である.

⑦エアウェイ

気道の確保に用いられる.経口用(口咽頭エアウェイ)と経鼻用(鼻咽頭エアウェイ)がある.

⑧バイトブロック

経口で気管挿管されている症例では気管チューブが咬まれても閉塞しないようにチューブと一緒に固定される.

⑨吸引用カテーテル

口腔内もしくは気管内分泌物を吸引するために用いる.

⑩カフ用注射器

気管チューブのカフに空気を送り,ふくらませる.

⑪リドカインスプレー

気管挿管時の潤滑剤として使用する.

(4) 気管挿管時の合併症

挿管操作による歯の損傷,口唇や口腔内扁桃の損傷が考えられ,気管チューブによる声門浮腫,喉頭痙攣,気管支痙攣,片肺挿管,食道挿管といった合併症が発生し得る(図Ⅳ-6).

(5) 食道挿管と気管挿管の鑑別

確実に気管にチューブが挿管されたかを確認するために次のような方法がある.すなわち,カプノメータで呼気中の二酸化炭素を測定したり,聴診器で両肺野の呼吸音を聴取したり,胸部の動きを観察したり,挿管チューブに呼気の水蒸気がつくことを視認したり,胸部を強く圧迫して呼気の戻りを感じる,などである.

以上のうち,複数の方法を用いて気管挿管されていることを確認する.

(6) 挿管困難の予測

チェックポイントとして,

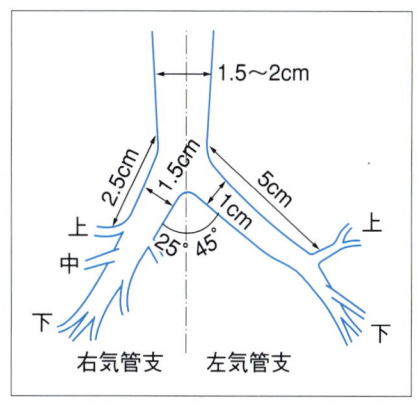

(兵頭正義(南敏明改訂):麻酔科学第Ⅱ版,78,金芳堂,京都,2001.より引用)

図Ⅳ-6 気管分岐部の解剖(成人)

気管分岐部は声門から10~13cmで第Ⅳ~第Ⅴ胸椎部にある.右気管支の方が左気管支よりも正中線に対しゆるやかに分岐し,かつ,太くなっている.したがって,気管チューブが深く入りすぎると右気管支へ入ることになる.しかも右葉の気管支は分岐部からの距離が短いので遮断されやすい.

①いわゆる短頸,極度の肥満,②歯の欠損,下顎骨折,前歯の突出,歯の変形,③骨の硬化,頸部の熱傷や外傷による瘢痕,頸椎の変形などの頸部の運動制限,④開口制限,⑤頸部腫瘍,口腔腫瘍,巨舌,⑥気道狭窄・変形,⑦Pierre Robin, Treacher Collins症候群などの小顎症,⑧ハロー・ペルビックなどの固定装置装着などがある.評価には,挿管困難を予測するために咽頭腔での舌の相対的大きさをみるマランパティ分類を使う(2頁参照).

(7) 挿管困難のアルゴリズム(図Ⅳ-7)

図Ⅳ-7に米国麻酔学会の気道管理困難症例のアルゴリズムを示す.

5) その他の気道確保の方法(図Ⅳ-8)

(1) エアウェイ

気道確保の目的で使用される.経口用(口咽頭エアウェイ)と経鼻用(鼻咽頭エアウェイ)がある.

(2) フェイスマスク

口と鼻を覆ってマスクを当て換気を行う.

(3) ラリンジアルマスク(Laryngeal Mask Airway;LMA)

喉頭入口部を覆って咽頭の前壁に相当する部に密

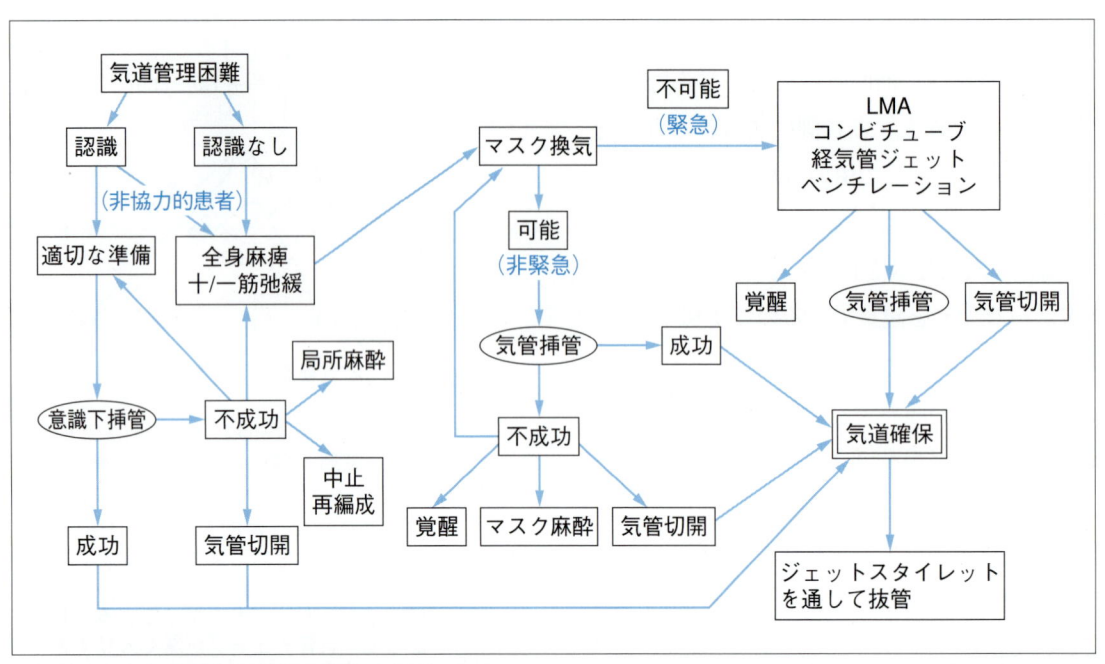

(山城三喜子:気道確保,古屋英毅他編,歯科麻酔学第6版,348,医歯薬出版,東京,2003.より引用改変)

図Ⅳ-7 米国麻酔学会気道管理困難症例のアルゴリズム（The ASA Difficult Airway Algorithm）

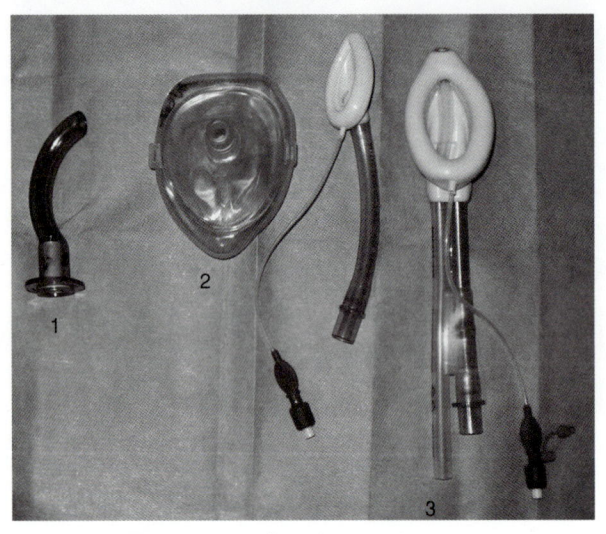

図Ⅳ-8 エアウェイ，マスク，LMA
1. エアウェイ，2. フェイスマスク，3. ラリンジアルマスク

着させるマスク部と，その背面についたチューブからなる．

6）麻酔器

基本構造（図Ⅳ-9）

酸素・笑気・空気と吸入麻酔薬の供給部は中央配管システムやボンベからなり，流量計にガスを送り流量を調節する減圧弁と，流出するガス流量を知るための流量計がある．

また，気化器で揮発性麻酔薬（イソフルラン，セボフルランなど）を気化させ，濃度を調節する．

・炭酸ガス吸着装置：ソーダライム

呼気中の二酸化炭素は，キャニスタ内の吸収薬であるソーダライムによって吸収される．

ソーダライムの組成は，NaOH (5%)，Ca(OH)$_2$ (80%)，H$_2$O(15%) からなっている．呼気中のCO$_2$はソーダライムの中で，下記の反応式に従う．CO$_2$ + H$_2$O → H$_2$CO$_3$，2H$_2$CO$_3$ + 2NaOH + Ca(OH)$_2$ → Na$_2$CO$_3$ + CaCO$_3$ + 4H$_2$O （発熱）

ソーダライムには指示薬としてエチールバイオレットが入れられている．二酸化炭素を吸収してアルカリ性から中性に近づくと白色から紫色に変わるので，ソーダライムの消耗の程度を知ることができる．

酸素フラッシュ弁は，緊急時にボタンやレバーを操作することによって大量（25～75 l/分）の酸素を流量計や気化器を通さず回路内に供給する機構である．

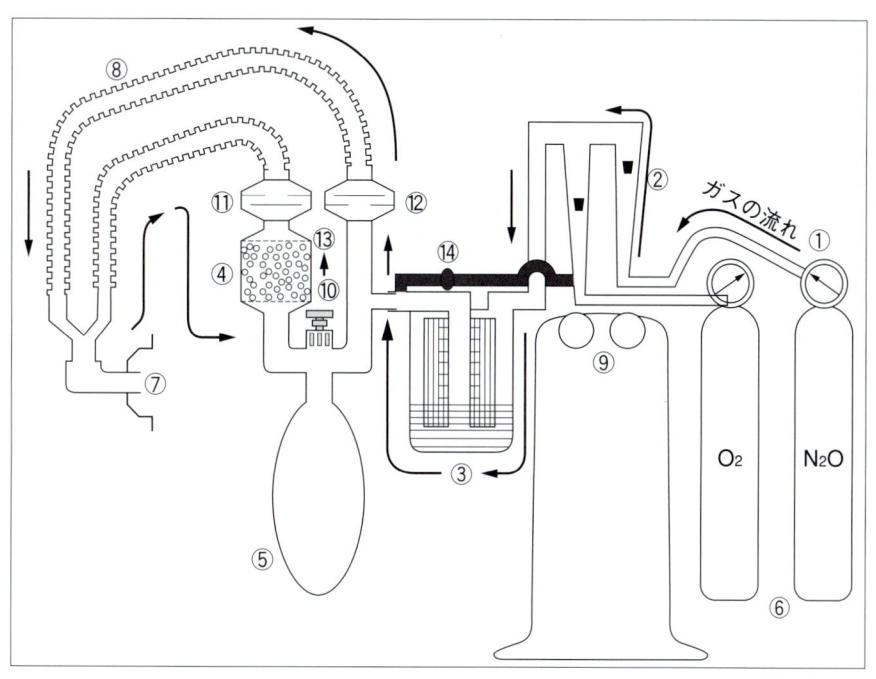

(山本　亨：麻酔学第7版, 128, 医学書院, 東京, 1992. より引用改変)

図Ⅳ-9　麻酔器の構造図
①圧力計②流量計③気化器④ソーダライムのキャニスタ⑤バック⑥ボンベ⑦マスク⑧蛇管
⑨減圧弁　⑩排気弁（pop-off valve）⑪呼気弁　⑫吸気弁　⑬余剰ガス弁　⑭酸素フラッシュ弁

6. 全身麻酔の合併症

1) 呼吸器系合併症

(1) 低酸素症

① 原因

低酸素性低酸素症（Hypoxic Hypoxia），貧血性または血色素性低酸素症（Anemic or Hemoglobic Hypoxia），うっ血性低酸素症（Stagnant Hypoxia），組織中毒性低酸素症（Hystotoxic Hypoxia），需要性低酸素症（Demand Hypoxia）の5つに大別される．

低酸素性低酸素症の原因は3つあり，大気中の酸素濃度の低下（大気性低酸素症：Atomospheric Hypoxia），低換気（換気性低酸素症：Tidal Hypoxia），肺胞でのガス交換の障害（肺胞性低酸素症：Alveolar Hypoxia）である．貧血性または血色素性低酸素症は貧血や一酸化炭素中毒が原因となる．うっ血性低酸素症（Stagnant Hypoxia）は心不全が原因となる．組織中毒性低酸素症（Hystotoxic Hypoxia）はシアン中毒で生じ，需要性低酸素症（Demand Hypoxia）は甲状腺機能亢進症，高体温，シバリングから生じる．

② 症状

初期には頻脈になり，ついで徐脈となり，末期には心停止となる．呼吸は，初期には過呼吸を呈するが，高度の場合は徐呼吸となる．血圧はやや上昇するが，不整脈が生じて血圧は下降し，心停止に至る．皮膚はチアノーゼを呈する．チアノーゼとは，還元ヘモグロビンの量が5g/dl以上の時に皮膚，粘膜あるいは臓器の色が青紫色となることで，特に指先，口唇などでわかりやすい．

シアン中毒などの組織中毒性低酸素症では，血液の酸素含量は，低下していないので，チアノーゼはみられない．

③ 治療

原因を速やかに除去する．酸素を吸入させ，必要ならば人工呼吸を行う．

(2) 高二酸化炭素血症

不十分な呼吸や不適切な人工呼吸により，動脈血の二酸化炭素分圧が上昇する合併症である．

急激に$Paco_2$が85 mmHg以上になり昏睡が生じることをCO_2ナルコーシスという．脳血管は拡張し，血流は増大し頭蓋内圧は上昇する．血圧・心

拍数は増加し，不整脈が生じやすい．治療法として自発呼吸を促したり，換気量を増加させたりする．

(3) 呼吸の抑制または停止

①呼吸中枢の麻痺

麻酔薬，麻薬などの過量投与や脳圧亢進などの中枢神経の障害で呼吸中枢が抑制されることがある．

②呼吸筋の麻痺

筋弛緩薬の過量投与や，大量の麻酔薬によって呼吸筋の麻痺が出現する．

③呼吸器官の機能不全

開胸手術，開腹手術では，呼吸器官が圧迫されたり十分な機能が果たせなくなったり，腹臥位や極端なトレンデレンブルグ体位などで横隔膜運動が抑制されたりすると，換気が困難になる．

④反射

揮発性麻酔薬を高濃度で吸入させると，反射的に呼吸抑制・停止がみられる．

(4) 気道閉塞

全身麻酔に関連した事故の大部分は気道閉塞のためであるといわれる．

①気道自体によるもの

気管チューブの早すぎる抜管，過量の鎮痛薬や鎮静薬の投与で舌根が沈下する．また，無歯顎の高齢者では口唇が閉鎖しやすく，同時に鼻腔が閉鎖すると気道閉塞となる．

喉頭開口部，特に声門が痙攣性に閉塞することを喉頭痙攣（声門痙攣）と呼ぶ．これは浅麻酔時や迷走神経が過敏状態のもとで，胃胆嚢の牽引，肛門，子宮頸部の刺激などの迷走神経反射または，喉頭鏡操作，エアウェイ挿入，分泌物などの喉頭部の機械的刺激で誘発される．処置としては，以上の操作を中止して原因を除去したり，筋弛緩薬を投与したり，十分な酸素で強陽圧換気をしたり，気管挿管に移行する，などを行う．

気管支痙攣は気管支平滑筋が痙攣性に収縮するもので，麻酔中の喘息発作ともいえる．喘息，肺気腫，慢性気管支炎，アレルギー体質などの既往がある患者に多い．症状は呼気時間の延長や喘鳴の他，全身麻酔中では換気圧が上昇したり，リザーバーバッグが固くなったりする．処置としては，高濃度酸素による強陽圧換気や，キサンチン誘導体（アミノフィリン），β_2刺激薬といった気管支拡張薬の投与がある．

②気道内の異物

唾液，分泌物，血液，嘔吐物，義歯などが異物となり，気道閉塞を引き起こす．速やかに吸引あるいは除去する．

③気道内の腫瘤，狭窄

腫瘍や肥大した扁桃や喉頭浮腫などが気道閉塞を起こしたり，先天性異常のために狭窄や閉塞を起こしたりする．

④不適当な人工気道

気道を確保するための気管チューブが，かえって閉塞の原因となることがある．例えば折れ曲がったチューブ，軟弱なチューブ，カフの異常な膨張，チューブ内の分泌物，口腔外科手術に伴うチューブ損傷などである．

速やかにチューブを交換したり，カフの空気を抜いたり，吸引するなどの処置を行う．

(5) 肺水腫

肺間質の異常な水分貯留をいう．過剰輸液，輸血，アドレナリンなどのカテコールアミンの過量投与，うっ血性心不全，虚脱した肺の異常な過膨張，低タンパク血症などが原因となる．湿性ラ音が聴取され，大量のピンク色の泡沫状喀痰が吸引され，気道抵抗が増加する．原因に対する治療を優先し，酸素療法や人工呼吸も行う．

(6) 誤嚥性（嚥下性）肺炎

嘔吐ないし逆流した胃内容が気管内に入り，酸性度の高い胃液により生じた化学性肺炎をいう．誤嚥により気管支痙攣，肺水腫，無気肺が生じる．治療は誤嚥物の吸引の除去，人工呼吸，感染の兆候があれば抗菌薬を投与する．予防が最も重要なので，術前の絶飲食を徹底させる．危険が予想されるときには，あらかじめH_2受容体拮抗薬を投与して胃液のpHを上昇させ，産生を減らしておく．全身麻酔導入時には意識下挿管，Sellick法と呼ばれる輪状軟骨圧迫法を併用した迅速導入を行う．

(7) 肺塞栓

下肢や深部静脈の炎症により形成された血栓が剥離したり，骨折などによって脂肪が末梢から放出されたりして肺に塞栓を形成する．まれに，腫瘍細胞による肺塞栓がある．

症状として，喀血，血圧低下，チアノーゼが出現し，覚醒時には，胸痛，呼吸困難などを訴える．確定診断には肺スキャン検査や肺血管造影検査が必要となる．治療として酸素療法，人工呼吸，循環作動薬の投与があり，血栓によるものでは抗凝固療法や血栓溶解療法を行う．

肺塞栓が発生する危険因子は肥満，長期臥床，高齢，股関節全置換，深部血栓症の既往などである．

予防処置として，間歇的圧迫装置（Pneumatic Compression Stockings）の装着，弾性ストッキングの装着，ヘパリンの投与などがある．

(8) 空気塞栓

手術部位が右心房より高位の場合などで，静脈圧が大気圧より陰圧になり，空気が静脈内に吸い込まれ，静脈内に混入した空気が肺動脈系で塞栓となる．頭頸部領域の手術，座位での脳外科手術，脊椎外科，肝臓外科手術などで生じやすい．また，中心静脈カテーテル操作時にも空気塞栓を起こすことがある．

症状として術中の突然の低血圧，チアノーゼ，終末呼気二酸化炭素分圧の低下，胸壁ドップラー音の変化がある．人工呼吸療法などを行う．

2) 循環器系合併症

(1) 不整脈

原因としてアドレナリンなどの薬剤の投与，浅麻酔，気管挿管，低酸素症，電解質異常，不適切な換気，心疾患，中心静脈・肺動脈カテーテル挿入などが考えられる．

治療の原則は原因の除去で，抗不整脈薬を投与する場合もある．麻酔薬や低換気で生じることが多いので，吸入麻酔薬濃度を上げるなど麻酔深度を適切にすることや，換気を改善することも大切である．

(2) 血圧・脈拍の変動

全身麻酔下で血圧上昇，頻脈を呈する原因は，浅麻酔，導入時の興奮，CO_2蓄積，軽度の低酸素症，甲状腺機能亢進症，尿の膀胱内貯留，アドレナリン投与，褐色細胞腫などである．血圧上昇と徐脈を呈する原因は，頭蓋内圧亢進，血管収縮薬（α作用薬）投与などである．血圧低下と頻脈の原因には，出血など循環血液量減少，心不全などがある．血圧低下と徐脈を呈する原因は副交感神経反射，深麻酔，不適合輸血，低体温，高度低酸素症が考えられる．

治療には原因の除去が原則であるが，迷走神経反射による徐脈に対しては，硫酸アトロピンの投与が有効である．

(3) ショック

ショックとは，全身の循環障害に伴う臓器機能障害である．血圧低下，乏尿，四肢冷汗，意識障害，冷汗，チアノーゼなどが代表的な症状である．

①出血性ショック

出血性ショックは術中術後の大量出血が原因であることが多く，中心静脈圧の低下がみられる．

②神経原性ショック

神経原性ショックは術中の迷走神経反射で発生し，徐脈が特徴的である．

③アナフィラキシーショック

アナフィラキシーショックは薬物投与，血液製剤投与，ラバーダム使用などが原因となる．IgE抗体の関与したアナフィラキシー反応で，上気道や顔面の浮腫および気管支収縮などがみられる．

④心原性ショック

心原性ショックは急性心筋梗塞，緊張性気胸，不整脈，肺塞栓など心臓のポンプ機能の障害が原因で発生し，中心静脈圧の上昇がみられる．

これらの4つのショックに加えて，5番目に細菌性ショックがあるが，歯科麻酔領域ではまれであろう．

(4) 心停止（96頁参照）

最も重篤な循環器系の合併症で，速やかに心肺蘇生を行う．

3) 代謝系合併症

(1) 体温異常

術中の緩徐な体温の上昇は，歯科麻酔領域ではうつ熱が原因であることが多い．急激な上昇は悪性高

熱症を疑う．体温低下は頸部郭清術など術野が広範囲にわたるときに多い．

体温の変動に対して室温の調節，ブランケットなどによる体温維持，輸液の加熱・冷却などの対策をたてる．

(2) 血糖値の異常

一般に全身麻酔下で手術侵襲が加わると，血糖値は上昇する．

血糖値が 300 mg/dl 以上になったらインシュリンの投与を行う．ケトアシドーシスを伴う場合がある．

インシュリンや血糖降下剤を投与されている患者では，術前の絶食により血糖値が下がることがある．覚醒している患者は低血糖の症状を訴えることができるが，全身麻酔下では血糖値の測定が重要である．糖尿病などでは術前のコントロールが重要である．脳はブドウ糖が唯一のエネルギー源であり，血糖値が 50 mg/dl 以下では不可逆性の脳障害を起こす可能性があるので，高血糖よりも危険である．

4）悪性高熱症（Malignant Hyperthermia）

麻酔中，種々の麻酔薬や筋弛緩薬が誘因となり，15分間で 0.5 ℃ 以上の体温上昇，筋強直，頻脈，不整脈，過呼吸，チアノーゼ高二酸化炭素血症などをきたす予後不良の症候群をいう．

(1) 病因

遺伝的素因を有するので，術前に家族歴，手術歴を必ずチェックする．原因は不明であるが，骨格筋の異常が関係していると考えられている．ハロタンとスキサメトニウムの投与により誘発される症例が多いが，他の薬剤でも発症する．悪性高熱症を起こさない100％安全な麻酔薬，麻酔法はない．発症頻度は，小児 15,000 例，成人 50,000 例に 1 例の割合である．近年の死亡率は約 10〜20％である．

(2) 症状

麻酔中の体温上昇で，15分に 0.5 ℃ 以上または，1時間に 2 ℃ 以上の急激な上昇を認める．原因不明の頻脈，不整脈があらかじめみられる場合がある．

脱分極性筋弛緩薬であるスキサメトニウム投与後の筋硬直，麻酔導入時の開口障害がみられる．血液の暗褐色化や，ミオグロビン尿と呼ばれるコーラ様の赤色尿などを認める．

(3) 治療

麻酔薬の吸入を中止し，麻酔回路を交換して純酸素による換気を行う．静注用ダントリウムを 1〜10 mg/kg 投与し，アシドーシスを補正するとともに，冷却した輸液を投与する．積極的に体表面を冷却する．なお素因の疑われる患者の麻酔に際しては，ダントリウムを予防的に投与する．

(4) 薬剤

悪性高熱症既往患者に使用できる薬剤は，静脈麻酔薬ではバルビツレイト，ケタミン，プロポフォール，鎮痛薬ではフェンタニル，モルヒネ，鎮静薬ではジアゼパムやミダゾラムなどのベンゾジアゼピン誘導体，笑気，非脱分極型筋弛緩薬など．局所麻酔薬も使用できる．

5）悪心・嘔吐

吐き気や実際に吐いてしまうことをいう．術後の悪心・嘔吐は全身麻酔後の合併症の中で最も頻度の高いもので，10〜30％に生じる．笑気は術後の悪心・嘔吐を起こしやすく，プロポフォールは制吐作用を有すると考えられている．予防もしくは対処法として，ドロペリドール，抗ヒスタミン薬，抗コリン薬の投与などが行われる．

（長坂　浩）

7. 外来全身麻酔

本邦における歯科の外来全身麻酔は，20年以上前から行われ，その最も多い適応は障害者の歯科治療を対象としたものであり，その件数は1981年の国際障害者年を機に増加してきた．

そのほかの適応としては歯科治療恐怖症や局所麻酔薬アレルギーをもつ患者の歯科治療，口腔外科小手術などもあるが，その数はわずかである．

一方，医科の外来全身麻酔はアメリカにおいて1980年代より盛んになり，現在ではこのシステムを取り巻く環境も整備され，約70％の手術が外来全身麻酔によって行われている[1]．本邦においては

1998年の日帰り手術に対する健康保険点数加算の導入や，日帰り麻酔研究会の発足などに伴い，徐々に行われるようになってきている．

しかしながら，医科における外来全身麻酔の導入は，主に医療費や在院日数の削減など経済原理を優先させたものであり，この点が歯科における外来全身麻酔の目的とは大いに異なっている．

すなわち，歯科における外来全身麻酔は，重要な患者の行動管理法のひとつであり，入院という突然の環境変化に順応できず，入院によりそのメリットよりもデメリットの部分が顕在化するという特性のために，外来全身麻酔下でなくては歯科治療を施すことのできない患者を主に対象としたものである．

また，これとは別に，歯科の診療施設はそのほとんどが入院設備をもたないために，周術期の管理を確実に行える入院が望ましい場合においても，外来麻酔で対応せざるを得ないという側面ももっている．

本項では，これら歯科の特徴を中心に外来全身麻酔について述べる．

1）特徴

歯科における外来全身麻酔は患者の全身状態，障害の程度，治療内容，保護者や施設職員の協力程度および障害者自身の行動管理などによりその適応が決められる．その実施にあたっては患者だけでなく家族や介護者に外来麻酔の趣旨とリスクについて十分説明し理解を得る．例えば，術前後の管理が入院に比べて不十分となり得るので，事前に麻酔担当医は濃やかな診察，術前検査の評価を行い，安全に対する万全の配慮を払うこと，術後の観察を家族や介護者も行うことなどである．

外来全身麻酔の利点としては，患者側には入院に伴う精神的，経済的負担が軽減され，医療者側には入院に伴う設備やスタッフの整備が不要となることなどが特徴としてあげられる．

一方，欠点として，術後に早期の回復をはからなければならないために治療時間が希望通りに取れないこと[2]，特に障害者においては術後，帰宅が許可できるまでに回復しているかどうかの判断が難しいこと，帰宅した後の管理や緊急時の対応が入院に比べて完全ではないことなどがある．

これらの得失を踏まえたうえで，症例や治療法を取捨選択しなければならない．

2）適応

(1) 疾患や障害の条件

外来麻酔では帰宅後の合併症が発生するリスクを極力避けるために，American Society of Anesthesiologists（ASA）分類（3頁参照）の1もしくは2でかつ精神鎮静法では対応できないほど意思疎通が困難である，不随意運動が認められる，重度の嘔吐反射がある，局所麻酔薬にアレルギーがある，歯科治療に強い恐怖感をもっている，などの場合に適応となる[1,3]．

(2) 患者の生活環境の条件

外来全身麻酔は，日常生活とは大きく異なる入院環境への対応性が乏しく，入院のストレスにより興奮，パニック，発熱などを引き起こす可能性のある症例が適応となる[4,5]．さらに，家族や介護者が医療者側の外来麻酔の説明を十分理解でき，入院前，帰宅後の指示に責任をもって対応できることも必須となる．

なお，このほかに患者が入院下の治療に適応できる症例でも，入院の付き添いができないといった家族や介護者の社会的制約のために，外来麻酔を選択せざるを得ない場合もある．

(3) 処置の条件

可及的速やかに帰宅可能な状態に回復させなければならないので，施設により判断基準の差はあるが，おおむね1〜2時間以内の処置を計画するべきである[2]．

また，治療内容も強い術後疼痛が発現したり，後出血の恐れがある症例，顎間固定など術後に高度の医学的管理を要する治療は外来麻酔の処置としては不適当である．

3）禁忌（避けるべき症例）

帰宅が可能となるまでの時間も考慮し，麻酔時間が2時間以上に及ぶ症例は避ける．そしてASA分

類の3以上で術中に合併症の悪化が危惧される症例，治療侵襲が大きく術後の疼痛，腫脹，後出血などにより医療施設での入院管理のほうが安全が確保できる症例，気道確保が困難であったり挿管困難が予想される症例も適応とはならない[3, 6, 7]．

また，本人や家族介護者の同意や協力が得られず，術前後の管理ができない症例，通院に2時間以上を要し，緊急時に対応ができない地域に居住している症例も避けるべきである．

4) 準備

(1) 患者や家族への説明

医師による適切な説明は患者や家族に薬剤以上に安心感を与えるといわれており，非常に重要である[8]．

外来全身麻酔は入院下の麻酔に比べて周術期の管理を家族や介助者に依存する部分が大きいので，家族や介助者に外来全身麻酔について十二分に理解してもらう．すなわち，担当医は入院下での麻酔と同様の麻酔や治療内容，偶発症，予後だけでなく，術前後の管理，緊急時の対応などについても，家族や介護者が適切に実施できるように説明をする．

そのためには，患者の医学的情報ばかりでなく，社会的な生活環境における情報も入手し，適正な分析と評価を行った上で，インフォームドコンセントの確立をはかる．

例えば，患者との確実なコミュニケーションは誰が取れるか，日常の患者の食生活，こだわりや嗜好などはそれぞれ，術前・術後の患者の状態把握や指示，飲食の制限などに大きくかかわってくる．

そしてこれらの説明，指示，納得の有無などを詳細に時系列で記録し，必要に応じて検査，治療，麻酔，身体抑制などについての承諾書を作成する．

(2) 術前の評価

術前評価は患者が外来麻酔を受けられるかどうかの判断を下すために非常に重要である．

①身体的，精神的評価

既往歴，理学的所見，検査所見，麻酔歴等の一般的な所見を得る．その他に入院下の麻酔ではなく外来麻酔にせざるをえなくなった精神的要因があれば，この点についても家族や施設職員などを含めた介護者からも情報を得ながら評価する．

②生活環境の評価

患者がどのような家庭や施設環境で生活しているか，家族や介護者がどの程度理解力があり，医療者側の指示に従えるかによって，説明や指示の方法も異なってくる．そこで，そのような生活環境もできるだけ評価しておく．また，緊急時に対応できる環境に居住しているかもあらかじめ把握しておく必要がある．

③検査内容

検査項目は通常の全身麻酔と同様に2週間以内のデータが望ましいが，他の疾病への罹患がなく，日常変わりなく生活しているのであれば，1カ月以内のデータでも使用できる[1]．

意志疎通が困難な患者においては，胸部エックス線や心電図など，一定時間体動を抑制せざるを得ない検査では実施が困難なことがある．このような場合，無理な検査による過度なストレスは精神的な障害を増悪させることがある．日常生活や他の検査結果等を踏まえ，総合的にみて異常所見が認められなければ，薬剤を使用して鎮静をはかってまで実施しなくともよい．

(3) 術前管理

①実施する時間帯

外来麻酔では禁食（絶食），禁水（絶飲）といった経口摂食制限を受けるので，患者や保護者に与えるストレスは想像以上のものがある．したがって，術後の回復時間も考慮すると，午前中に開始することが望ましい．

②飲食の制限

術前の4～5時間前から食事を制限するのが一般的である．長時間にわたる禁飲食で多くの患者は空腹や口渇を訴え，術前の不安や不快感が増強される．特に障害者では，家族や介助者の目が離れたときに食物を口にしたり（盗食），食物でないものを口に入れる（異食）行為などもあり得るので，この点も考慮しながら制限を行う[9]．

万が一，術前に経口摂取を行った場合，水や茶などの清澄飲料の胃での半減期は10～20分といわれているので，少量であれば中止することなく

麻酔の導入をする．2〜3時間前の少量の水（150 cc位まで）による常用薬や前投薬の内服は，歯科治療のための外来麻酔では問題とはならない．

いずれにせよ患者および保護者に飲食制限の趣旨を十分に説明・理解してもらい，詳細に指示内容を記載した用紙を渡し，当日は確実に実施されているかどうかを確認する．

③常用薬のコントロール

外来麻酔の適応となる大部分を占める障害者の多くは，日常的に与薬されている．例えば，脳性麻痺の75％，知的障害の55％，自閉症の52％，ダウン症の24％の患者では一人平均3種類の常用薬を内服しているといわれている[10]．

特にこのうち，向精神薬（抗精神病薬：Major Tranquilizer）の長期間投与を受けている患者では洞性頻脈，肝障害，心筋障害，冠血流減少，術後突然死などが報告されている[11,12]．そこで，全身麻酔に先立って内服を中止させることを検討することもあるが，その一方で休薬により緊張や退薬症候群といわれる興奮状態も起こる可能性がある[13]．したがって，術前の常用薬の中止または継続は，医科の主治医と綿密な打ち合わせを行った上で決めるべきである．

その他の常用薬においても外来全身麻酔や処置への影響を見極める必要がある．

④麻酔前投薬（51頁参照）

術前の緊張や不安に対する鎮静の配慮からは使用が薦められるが，覚醒後に影響が残存することも考えられ，適用には意見の分かれるところである．

ジアゼパム（Diazepam）2〜5 mgの1時間前内服が汎用されている．

誤嚥によって生じる肺合併症の予防のためのH_2受容体拮抗薬の投与は，外来麻酔対象患者では経口摂取制限が確実に行われていれば誤嚥のリスクも低く，肥満や逆流性食道炎などがなければ恒常的な投与は必要ない．

一般的に術前管理を患者や保護者に習熟，徹底させるために図Ⅳ-10のようなパンフレットを作成して，事前に渡しておくとよい．

5）麻酔法

（1）使用薬剤とその選択

外来全身麻酔に使用する薬剤は，術後の回復が速やかで影響が帰宅後まで残らないもの，すなわち作用時間が短く導入覚醒が速やかで，気道のトラブルや悪心・嘔吐，筋弛緩の効果の残存が極力少ないものを選択する．

例えば，笑気は入院下の全身麻酔ではよく使われているが，悪心や嘔吐を誘発する[14]ので，外来全身麻酔ではその作用を吟味した方がよい．

揮発性麻酔薬としては，セボフルランが血液／ガス分配係数が0.63と小さなために導入が速く，投与中止後約15分で見当識が回復するなど覚醒も速やかである．高濃度でも気道刺激性や喉頭痙攣の発生がイソフルランより少なく，さらに肝腎障害やアドレナリン併用による不整脈が少ないなどにより，幅広く使われている[15,16]．しかし，副作用として悪心が多く，覚醒直後から暫く興奮状態が続くなどの報告[17]もあり，使用にあたってはこれらも念頭においておく．

静脈麻酔薬のプロポフォールは導入が速く，麻酔深度の調節性が優れていて，持続投与しても覚醒も速やかで筋弛緩を増強しない，悪心・嘔吐も少ないなどの理由から外来全身麻酔では汎用されている．しかし，使用にあたっては呼吸・循環抑制や気管支痙攣，血管痛には留意する[18〜20]．

歯科治療の外来全身麻酔においては，筋弛緩薬の使用はほとんど気管挿管時に限られることが多い．臭化ベクロニウムは作用時間が臭化パンクロニウムより短く，副交感神経遮断作用やヒスタミン遊離作用も少ないため，外来全身麻酔では頻用されているが，主に肝臓で代謝されるため，慢性肝疾患などでは作用時間が2倍以上に遷延することがある[21]．

麻酔の導入，維持にはセボフルランなどの揮発性麻酔薬により導入と維持を行う方法（Volatile Induction and Maintenance of Anesthesia；VIMA），導入も維持もプロポフォールを初めとする静脈麻酔薬で行う方法（全静脈麻酔法：TIVA），およびこれ

> **外来全身麻酔で歯科治療を受ける患者さんへ**
>
> 全身麻酔で歯科治療を受けることは，どなたでも不安なことでしょう．
> しかし，事前に十分な検討と準備をして，熟練した麻酔医が正しく行えば危険はなく実施することができます．
>
> 当日の麻酔を安全に行うためには，患者さんや保護者の方の協力が必要です．
> 下記の事項を必ず守ってください．
>
> **治療前日**
> 1. 体調を整え，過度の疲労や過激な運動を避けてください．
> 2. 入浴，洗髪をして体をきれいにしておきましょう．
> 3. できるだけ用便をすませておいてください．
> 4. 食事の制限は必ず厳守してください．
>   ・午後9時以降は禁食禁水となります．
>   ・食事や飲水の制限をする理由は，麻酔をかけるときに胃に食物が残っていないようにするためです．
>   ・もし胃に内容物が残っていると吐くことがあり，これが気管にはいるととても危険な肺炎になります．
>
>   ※もしも指示が守れなかった場合は，いつ頃どのぐらい口にしたかを教えてください．
>   時間を遅らせて麻酔を始めることができる場合もあります．
>
> 5. 服薬の指示がある場合は守ってください．
>   不安をなくしたり十分に睡眠を取れるための薬や胃液の分泌や酸性度を押さえる目的の薬です．
>
> **治療当日**
> 1. 禁食禁水は必ず守ってください．
> 2. 常用薬がありましたら指示に従って内服してください．
> 3. 治療日の午前8時までに来科してください．
>
> **病院についたら**
> 1. 直接，歯科外来に来てください．担当医の診察後，治療開始まで歯科回復室で待っていただきます．
> 2. 服薬や注射などがある場合は指示に従ってください．
> 3. なお，不明な点がありましたら遠慮なくスタッフにお尋ねください．
>
>   担当医氏名＿＿＿＿＿＿

図Ⅳ-10 患者への術前配布資料

らを組み合せた方法があるが，その選択にあたっては回復の速さのみに目を向けず，各症例の特性を十分に分析，評価した上で行うべきである．

なお，局所麻酔薬の使用は全身麻酔薬の使用量の減少や術後鎮痛の一助になるので，早期の回復が求められる外来麻酔においては特に有用である[22]．

(2) 気道確保の方法

口腔内が術野であるので，処置内容や安全性に十分配慮した確実な気道確保が必要である．

ラリンジアルマスクは挿入に際して筋弛緩薬が必要ない，気管チューブに比べ挿入による刺激が少ない，声帯や気管粘膜に損傷を与えにくいなどの利点があり，術後合併症の発生も少ないといわれ，外来麻酔に推奨される．しかし，頭頸部の移動やずれにより気道保持が不確実になる危険性があり，嘔吐したときの対応は難しい[1]．また，歯科治療に際しては太いチューブ部分が術野である口腔内を通過しているために，処置がやりにくいこと，切削器具によるチューブへの損傷が起きやすくなること，咬合状態のチェックができない[11]ことなど，いくつかの欠点も見受けられる．

気管挿管のうち，気管切開は外来全身麻酔には

適応がなく，経口挿管はラリンジアルマスクと同様に口腔内の処置にチューブが障害となり，咬合のチェックができない．

以上から，経鼻挿管が，確実に気道が確保され，嘔吐時の対応ができ，術野にチューブが存在しないため広い術野を提供でき，咬合状態がチェックできるなどの利点があるために広く行われている．ただし，欠点として鼻出血，鼻腔内分泌物の気管内への移動，気管や声帯への刺激などのリスクが考えられる．

（3）胃内容および口腔内の吸引

挿管後，抜管前の胃管による胃内容の吸引および術後の丹念な口腔内からの血液や切削片などの吸引は術中，術後の誤嚥性肺炎の予防のために有用である．

6）術後管理

（1）院内での管理

術後，多くの患者は迷妄状態にあり，帰宅可能な状態まで速やかかつ快適に回復するまでの監視は重要である．

特に，外来全身麻酔の多くを占める知的障害者の場合は，意思疎通が困難で自発的訴えも不明瞭であり，モニターや酸素吸入のためのフェイスマスクの装着も嫌がることが多い．医療従事者による客観的な呼吸循環動態の監視や痛み・精神的興奮などを注意深く観察し，緊急時には即応できる体制を構築する．

主に知的障害者の術後の精神的興奮に対する鎮静薬投与は，外来全身麻酔においては回復を遅延させ当日の帰宅が困難となる可能性があるので避ける．

術後疼痛に対する処置は，障害者の場合は訴えが不明確なため，精神的興奮などとの判別が困難である．そのため疼痛発現が予想される症例においては，覚醒前の鎮痛剤の直腸投与などが効果的である[11]．

全身麻酔に起因する術後症状は約半数に出現するといわれ，咽頭痛，鼻出血，痙攣があり，特に嘔吐や発熱は30％弱にみられるといわれている．

嘔吐は障害者の場合，健常者に比べ多くみられ，これは術前の状態，麻酔薬，麻酔時間，処置内容，胃液，血塊貯留などにより影響を受けるといわれている[2]．術後，止血処置が十分に行われているかについてもたびたび確認する．

術後の経口水分摂取は，嘔吐の発生率を高め，当日帰宅の判断に悪影響を及ぼすとの報告[23]もあり，点滴による水分補給が考えられる．しかし，障害者の外来全身麻酔の場合においては，術後の点滴継続は，患者の精神的ストレスになるため困難なことが多い．また術前からの禁水のストレスによる興奮や幼小児の脱水は発熱の可能性もあり，経口摂取はなるべく早い時期の再開が求められる．通常，消化管の蠕動運動を確認した上で，術後1時間で許可し，その後，悪心・嘔吐など問題が生じるか否かについて注意深く観察する．

（2）帰宅条件

帰宅後は，医療従事者が患者の状態をチェックすることができないので，帰宅許可は厳密な観察と評価に基づいて行う．例えば，観察は麻酔時間の2倍以上の時間行うべきである．

一般的に，術中に重篤な異常がなく，術後のバイタルサインが安定している，意識レベルが術前の状態にまで回復している，自力で歩行ができる，悪心・嘔吐，発熱，疼痛，後出血の持続がない，その他の術後合併症もない，という状態で帰宅を許可する．

帰宅許可の判断に際して，既存の，KorttilaやWetcherの日帰り麻酔後の安全な帰宅のためのガイドライン[24,25]や，Post Anesthesia Discharge Scoring System（PADSS）[26]，Modified Post Anesthesia Discharge Scoring System（MPADSS）のようなスコアによる客観的評価方法[27]を利用することも有用である．ただしその利用にあたっては，施設や各々の体制に合わせた様式に改変した上で使用し，さらに個々の症例毎に必要と思われる評価基準があれば，併せて行うことが望ましい．

特に心身障害者の場合，家族や介護者の方が微妙な患者の精神的，生理的変化に気づくことが多いため，これらの意見を参考にすることも有用である[2]．

帰宅に際しては，責任能力のある家族や介護者の

付き添いが不可欠であるが，帰宅後の服薬，経口摂取，異常発生時の対応などについての指示を適切に行う．具体的には，内容を記載した書類を渡し，指示事項が確実に実施できるような方策をとる．

(3) 帰宅後の管理

患者が医療機関を離れた時から，その管理は家族や介助者の手に委ねられるが，医療従事者側の責任は継続している．

当日の担当医から患者宅への電話連絡は，帰宅後の全身状態の把握や状況に応じた指示に役立つばかりでなく，患者や家族，介護者に安心感をも与えるので是非行うべきである．

帰宅後に離院時の説明に基づいた何らかの異常が発現した場合は，ただちに担当医に連絡できるような体制を構築しておかなければならない．連絡があった場合，担当医は，電話聴取により状態を十分把握した上で，対処方法を患者や家族，介護者に，不安感を増長しないように，わかりやすく説明する．必要に応じて，再来院や連携体制にある医療機関への受診などについても指示をする．

術翌日は再度，電話により発熱，疼痛，出血，悪心・嘔吐，腫脹などの異常の有無，飲食や飲水の様子，運動動作，情動などを確認する．近隣であれば外来を受診させてもよい．

外来全身麻酔による歯科治療を成功裡に終えるためには，上述したような診療，管理体制を整備することと，同時に担当医をはじめとする全医療従事者と患者や家族介護者との信頼関係が確立されていることが重要である．

（三浦雅明）

■文 献

1) 日本麻酔科学会，日本臨床麻酔学会，日帰り麻酔研究会：日帰り麻酔の安全のための基準ガイドブック，第一版，克誠堂出版，東京，2005．
2) 渋谷 鉱，山口秀紀：歯科治療と日帰り麻酔，LiSA 7 (7)：670, 2007．
3) 稲田 豊，山本 享，藤田昌雄：最新麻酔科学，第二版，1515-1523，克誠堂出版，東京，1995．
4) 古屋英毅，金子 譲，海野雅浩，池本晴海，福島和昭，城 茂治：歯科麻酔学，第6版，443-453，医歯薬出版，東京，2005．
5) 吉田充広，小島幸美，原野 望，松本吉洋，井の森巳賀子，山口浩志，甲斐 絢，坂本英治，椎葉俊司，川原 博，牧 憲司，仲西 修：大学附属病院における障害者に対する日帰り全身麻酔下歯科診療の検討，障歯誌27 (1)：78-83, 2006．
6) 鈴木正二，鈴木百代，濱尾 綾，高井由紀子，南 弘子，吉田宏江，坂下英明，清水良昭，巣瀬賢一，吉村 譲，鈴木 昭，平澤雅利，高森一乗，渡辺 茂：障害者に対する入院全身麻酔下歯科治療症例の検討，障歯誌 21：320-324, 2000．
7) 安田順一，玄 景華，岩田浩司，大山吉徳，田辺晶子，西峠和宣，原田 純，岩山幸雄：障害者に対する全身麻酔下歯科治療の検討，障歯誌 22 (1)：1-7, 2001．
8) Egbert, L.D., Battit, G.E., Turndorf, H.：The value of the preoperative visit by an anesthesist, JAMA 185：553, 1963.
9) 大井久美子：知的障害者の麻酔管理，LiSA 3 (6)：568-574, 1996．
10) 原田桂子，有田憲司，西野瑞穂：障害者歯科受診者の常用薬剤調査，障歯誌 21 (2)：213-218, 2000．
11) 佐藤 勲：長期向精神薬服用患者の麻酔，日醫事新報 2680：15-19, 1975．
12) 渡辺健一郎，土手健太郎：術後急死した精神分裂病患者の2例，臨床麻酔9：337-340, 1985．
13) 加藤 信訳：神経安定薬3；精神安定薬の実地的指針（向精神薬），第1版，149，星和書店，東京, 1979．
14) Divatia, J.V., Vaidya, J.S., Badwe, R.A., *et al.*：Omission of nitrous oxide during anesthesia reduce the incidence of postoperative nausea and vomiting, A meta-analysis, Anesthesiology 85：1055, 1996.
15) Sloan, M.H., Conard, P.F., Karsunky, P.K., *et al.*：Sevoflurane versus isoflurane: Induction and recovery characteristics with single-breath inhaled inductions of anesthesia, Anesth Analg 82：528, 1996.
16) 天木嘉清編：見て考えて麻酔を学ぶ，中山書店，東京，39, 2003．
17) Aono, J., Ueda, W., Mamiya, K, *et al.*：Greater incidence of delirium during recovery from sevoflurane anesthesia in preschool boys. Anesthesiology 87：1298, 1997.
18) 小島 修，松波 薫，奥津輝男，薦田恭男，竹之下真，野坂修一：プロポフォールによると考えられる喘息発作を生じた一症例，日臨麻会誌 20：

233, 2000.
19) Tramer, M., Moor, A., *et al.*: Propofol anesthesia and postoperative nausea and vomiting: quantitative systematic review randomized controlled studies, Br J Anaesth 78:247, 1997.
20) Smith, I., White, P.F., *et al.*: Propofol. An update on its clinical use, Anesthesiology 81: 1005-1043, 1994.
21) Miller, R.D., Rupp, S. M., *et al.*: Clinical pharmacology of vecuronium and atracurium, Anesthesiology 61:444-453, 1984.
22) 岩上好伸, 渡辺善久, 大槻玲子, 和田 健, 森田展雄, 藤田茂之, 水本一弘, 小川幸志, 畑埜義雄：知的障害者の歯科治療における日帰り全身麻酔, 障歯誌 23：562-570, 2002.
23) Shreiner, M.S., Nicholson, S.C., Martin, T., *et al.*: Should children drink before discharge from day surgery? Anesthesiology 76:528, 1992.
24) Korttila, K.: Recovery period and discharge, Outpatient Anesthesia. Edited by White PF, 369, Churchill Livingstone, New York, 1990.
25) Wetchler, B.V.: Problem solving in the postanesthesia care unit, Anesthesia for Ambulatory Surgery. Edited by Wetchler B.V.: 375, JB Lippincott Philadelphia, 1990.
26) Chung, F., Ong, D., Seyone, C., *et al.*: PADS: A discriminative discharge index for ambulatory surgery, Anesthesiology 75:1105, 1991.
27) Chung, F.: Are discharge criteria changing? J Clin Anesth 5 (Suppl 1):64, 1993.

V モニタリング

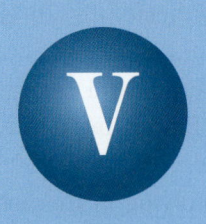

　モニタリングの最も重要な役割は，患者の生理状態を的確に把握し，患者の安全を守ることにある．すなわち，モニタリングを通して，①恒常性が維持されているかの確認，②危機的状況の早期発見と迅速な対応，③治療効果の判定，を行う．しかし，モニタリングによって患者が守られるかどうかは，①危機的状況に対する予見能力，②情報収集能力，③情報の分析能力，が必要で，これらの能力を備えるためには，モニタ機器だけに頼るのではなく，五感を磨いて駆使しなければならない．また，個人のレベルを向上させるだけでなく，組織として共通の危機意識をもち，危機管理体制を整備することも大事である．（表V-1）

　モニタ機器の備えるべき条件は，モニタリングの果たす役割から導かれるものである．モニタ機器は生体内における生理的な事象を具体的な形で抽出できなければならない．抽出したパラメータの生理的意義が確立していることはいうまでもないが，その限界も明確でなければならない（表V-2），また，アラーム機能があり，その設定が容易であること，操作が容易で移動ができること，また安価であることも望ましく，患者にとっても，操作する医療関係者にも安全であることが肝要である．

1. 中枢神経のモニタリング

　中枢神経系の機能評価には，神経学的な所見が重要であるが，中枢神経系機能は麻酔薬および麻酔関連薬に大きく影響されるため，全身麻酔や鎮静法を施行する際は，そのことをふまえて評価しなければ

表V-1　安全な麻酔のためのモニタ指針

1. 現場に麻酔を担当する医師がいて，絶え間なく看視すること
2. 酸素化のチェックについて
   1) 皮膚，粘膜，血液の色などを看視すること
   2) パルスオキシメータを装着すること
3. 換気のチェックについて
   1) 胸郭や呼吸バッグの動きおよび呼吸音を監視すること
   2) 全身麻酔ではカプノメータを装着すること
   3) 換気量モニタを適宜使用することが望ましい
4. 循環のチェックについて
   1) 心音，動脈の触診，動脈波形または脈波のいずれか一つを監視すること
   2) 心電図モニタを用いること
   3) 血圧測定を行うこと（原則として5分間隔で測定し，必要ならば頻回に測定すること．観血式血圧測定は必要に応じて行う）
5. 体温のチェックについて
   ・体温測定を行うこと
6. 筋弛緩のチェックについて
   ・筋弛緩モニタは必要に応じて行う

（日本麻酔科学会）

表V-2　測定パラメータの備えるべき条件

・正確である
・情報の特異性が高い
・情報の感度が高い
・再現性がある
・連続的である
・侵襲性がないか，低い
・アーチファクトがないか，少ない
・アーチファクトが見分けやすい
・記録に残せる
（アーチファクト：測定時に発生するデータのエラーや歪みのこと）

ならない．全身麻酔下や鎮静法下での中枢神経系モニタとしては，脳波や誘発電位などの電気生理学的モニタがある．

1) BIS (Bispectral Index)

中枢神経のモニタとして最もよく使用されている脳波解析の方法はスペクトル解析である．スペクトル解析とは，観測した波形を周波数によって分類し，それぞれの周波数成分の分布をみる解析方法である．脳波は周波数によってα波，β波，θ波に分類し解析するが，BISはさらに高周波のδ波を使用して解析している．すなわち，BISは催眠や鎮静レベルを数値化し，連続表示する一種の解析脳波指標である．

(1) BIS 値の評価

BIS値では，十分な覚醒状態を100，脳皮質の活動停止状態を0として，その範囲で絶対値として表示する．有意識下鎮静（Conscious Sedation）の目安は60～70，過鎮静（Deep Sedation）の目安は40とされているが，鎮静度の評価には他のscoreも参考にする．

(2) 測定にあたっての注意点

BISは，脳波が正常であることを前提に，鎮静状態によって生じる脳波の変化を解析した値であるので，脳波自体が正常に反応しない場合は評価することができない．

また，脳波は心電図などと比較して，きわめて微弱な信号であるため，脳波が適切に検出できるかどうかが，BIS値に信頼をおける鍵となる．BISモニタに使用される専用電極は，接触抵抗を最小にするように開発されたもので，電極を正しく貼付し，電極の再利用は行わない．

2) 体性感覚誘発電位 (Somatosensory Evoked Potentials, SEP)

SEPは，手首の正中神経や踵の後脛骨神経などの末梢感覚神経を刺激して得られる，末梢神経―脊髄―脳幹―視床―大脳皮質など一連の知覚伝導路に生じる電位変化である．各種麻酔薬の濃度が高くなるにつれ，誘発電位の潜時の延長や振幅の減少がみ

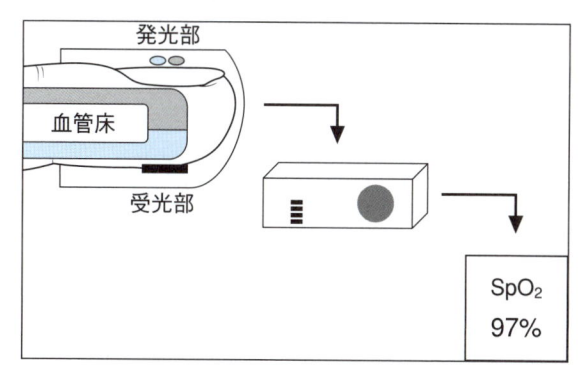

図V-1　パルスオキシメータの原理

られる．電極は無侵襲に設置できるので，感覚路のモニタに適している．ただし，信号／ノイズ比が比較的小さいので，測定環境にもよるが，安定した振幅を得るのに500回以上の加算が必要な場合がある．体性感覚刺激には，電気刺激，熱刺激，圧刺激などがあるが，電気刺激が最も安定した電位を示す．

2. 呼吸のモニタリング

生体は生命を維持するために酸素を取り入れて二酸化炭素を排出する．通常は生体が安静時でも毎分約200 mLもの大量の二酸化炭素を産生し，これをほとんど換気によって大気へ排出している．呼吸器系のモニタリングには換気の圧，換気に用いられる容積あるいは容量，それらの移動速度，すなわち流速，二酸化炭素の分圧を測定するものや，動脈血の酸素飽和度，動脈血のガス分析をするものなどがある．

1) パルスオキシメータ

パルスオキシメータは分光光度法の原理（図V-1）を用いて動脈血の酸素飽和度を測定するものである．酸化ヘモグロビンと還元ヘモグロビンは赤色光と赤外光の2種類の吸光度がそれぞれ明確に異なる．赤色光（波長650～750 nm）では還元ヘモグロビンを，赤外光（波長900～1,000 nm）では酸化ヘモグロビンの吸光度に変化が出現する．赤色光と赤外光の吸光度の比は酸素飽和度（SpO_2, %）と逆相関関係にあるので，赤色光／赤外光比がわかれば酸素飽和度を知ることができる．これらを測定

するプローブには発光部と受光部があり，指，耳，鼻などに挟んで測定する．パルスオキシメータに表示される数値は3～6秒前の測定値の平均値であり，0.5～1秒ごとに更新される．ほとんどの機器は数値の他に脈波を表示することによって不整脈，組織灌流状態，アーチファクトなどを診断する補助としている．

(1) 正常値

動脈血酸素飽和度は，最大に結合可能な酸素量と実際に結合した酸素量の割合である．健常人であっても動脈血液中のすべてのヘモグロビンが酸化ヘモグロビンとなっているわけではないので，100％の酸素を吸入させても酸素飽和度は理論上100％にならないが，パルスオキシメータの測定値表示に100％と出ることもある．また，2～5％の測定誤差があると考えられるので，正常値は95～100％である．脈拍数の正常値は，成人では55～100回／分，小児では80～120回／分である．

(2) 酸素飽和度の精度に影響する因子

精度に影響する3大因子は，低灌流，体動，異常ヘモグロビンであるが，その他さまざまな因子が影響を与える．

①低灌流

低心拍出量，重度の末梢血管収縮，末梢低体温など，末梢の血流が低下するような状態では，値の信頼性が低い．脈波の波高が減衰することは生体からの信号が小さいことを表している．

②体動

プローブが動くとアーチファクトが生じ，値が不正確になる．ケーブルの揺れもノイズの原因になるので，装着部位近くをテープで固定するとよい．

③異常ヘモグロビン

パルスオキシメータは，酸化ヘモグロビンと還元ヘモグロビンの2種類の波長の光しか評価しない．一酸化炭素ヘモグロビン血症，メトヘモグロビン血症では，不正確な値を示す．

④貧血，多血症

低酸素血症になるとチアノーゼが現れる．チアノーゼが現れるときの酸素飽和度は，ヘモグロビン濃度が15g／dlでは67～80％であるが，ヘモグロビン濃度が10g／dlでは50～70％と低値を示す．重症貧血ではチアノーゼは現れにくく，チアノーゼが現れたときは酸素飽和度はかなり低いということになる．多血症は精度に影響しない．

⑤色素（造影剤）

メチレンブルーでは酸素飽和度は実際より低い値を示す．インドシアニンも酸素飽和度に影響を与えるが，その減少はメチレンブルーより小さく，インジゴカルミンではさらに小さい．

⑥マニキュア

マニキュアそのものは拍動しないので影響しないはずであるが，実際は，青，緑，黒色では低値を示し，赤と紫は影響ない．指を横からプローブで挟むと影響がない．

⑦室内光

無影灯の光や蛍光灯のちらつきを脈波と誤認したなど，周囲の光が強すぎると値に影響がでる．このような場合はプローブを遮光するとよい．

⑧静脈の拍動

顕著な静脈拍動があると，動脈拍動との区別がつかなくなり，値は不正確になる．

⑨皮膚の色素沈着

濃い色素沈着は影響を与える．

⑩機器，プローブ間の差

発光出力や較正曲線は機器自体の機構やプローブによって若干異なることがある．正確を期すには，同一の患者には同一の機器とプローブを使用する．

⑪電気メス

最近のパルスオキシメータは障害電流を完全に除去できるようになっているので電気メスと併用できる．しかし，電気メスを使用する場所から離れた位置にプローブを装着する方が正確で安定した値が得られる．

⑫低体温

体温が低下して血液灌流が減少すると脈波が小さくなるので測定値が不安定になるばかりでなく，機器によっては測定値を表示しなくなることもある．

(3) 一般的な注意

パルスオキシメータは無侵襲で簡便に使用できる上に有用な情報が得られるため，全身管理上頻回に用いられるモニタである．異常値が出た場合，アーチファクトなのか，本当に異変が起きているかは慎重に見極めなければならない．あまりにも簡便でいつも使用しているという油断から，アラームが鳴っても，低灌流，体動によるアーチファクトであろうと，放置しているケースも少なくない．異常値が出たときや，アラームが鳴ったときは，プローブを装着し直して，臨床症状をよく見た上で，適切な対処が必要となる．

2) カプノメータ

カプノメータは呼気の CO_2 を瞬時に測定できる．時間を横軸に，換気量を縦軸にとり，呼気の Pco_2 の変化を曲線に描いたものである．さらに，呼気終末では肺胞気と動脈血の二酸化炭素ガス分圧がほぼ等しいということを利用し，呼気ガス中の Pco_2 を測定することで，動脈血の二酸化炭素分圧を推定している．

(1) 測定方法，測定原理

装置に電源を入れて，カプノメータ装置のサンプリングチューブに呼吸回路あるいは鼻腔カニューレを接続するだけである．最も一般的な測定方法は赤外線吸光法である．CO_2 は 4.3 μm の波長の赤外線をよく吸収する．

この波長で吸収される光量は CO_2 の分子の数に比例するので，吸収された赤外線の量から Pco_2 を測定する．

(2) 正常波形（図Ⅴ-2）

全身麻酔器や人工呼吸器を用いて換気を行っている場合のカプノグラムの正常波形は4つに分けられる．

①第Ⅰ相（吸気基線相）

吸気相にあたる．吸入する新鮮ガスの中には二酸化炭素は含まれないので，基線の0の位置でほぼ平坦な線である．

②第Ⅱ相（呼気上昇相）

呼気がはじまり，肺でのガス交換により CO_2 が排出されはじめる．鋭い立ち上がりを示す．

③第Ⅲ相（呼気平坦相）

肺胞からの呼気ガスがサンプルチューブを通過する相である．やや右肩上がりの矩形である．右上の角は終末呼気の Pco_2 を示しており，$Paco_2$ の値に最も近い．

④第Ⅳ相（吸気下降相）

吸気が始まり，新鮮ガスが流入してきて，急激に Pco_2 はゼロに近づく．

(3) 異常波形（図Ⅴ-3）

①第Ⅰ相の異常

基線が上昇する（図Ⅴ-3-a）．本来この相にあるはずのない CO_2 が存在する場合である．呼気弁の故障による再呼吸，ソーダライムの劣化，新鮮ガス流量不足による再呼吸などが考えられる．

②第Ⅱ相の異常

立ち上がりが緩慢である（図Ⅴ-3-b）．CO_2 の排出に問題がある場合である．麻酔回路，気管チューブ，サンプリングチューブの閉塞や，気管支痙攣や喘息発作などの呼出障害が疑われる．慢性閉塞性呼吸障害患者においても認められる．

③第Ⅲ相の異常

呼気相が上昇している波形（図Ⅴ-3-c）は，麻酔回路や気道が閉塞している可能性が高い．呼吸回路に漏れがある場合は平坦な部分が消失している（図Ⅴ-3-d）．凹みが出現する（図Ⅴ-3-e）のは自発呼吸が出現している場合である．平坦な部分が持続的に高値を示している場合（図Ⅴ-3-f）は，悪性高熱症などで代謝が更新して CO_2 の産生が異常に高まっているか，低換気のために CO_2 が貯留していることが考えられる．過換気のため CO_2 が過度に排出されると，平坦な部分が持続的な低値を示す（図Ⅴ-3-g）．

④第Ⅳ相の異常

吸気相が緩慢な下降を示す（図Ⅴ-3-h）のは，呼気弁の異常や呼吸回路が閉塞している場合である．

⑤波形の消失（図Ⅴ-3-i）

呼吸停止，食道挿管，呼吸回路に接続していないと，波形は消失する．

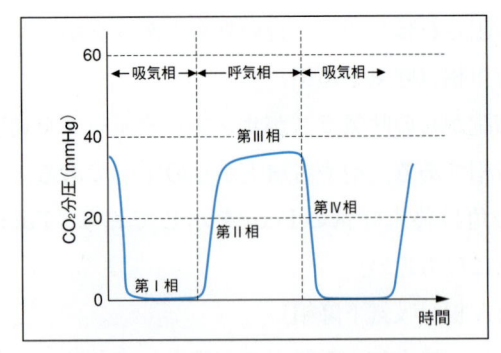

図V-2　カプノグラムの正常波形4相
（大井久美子他：歯科医師のためのモニタリング，口腔保健協会，東京，2004．より引用）

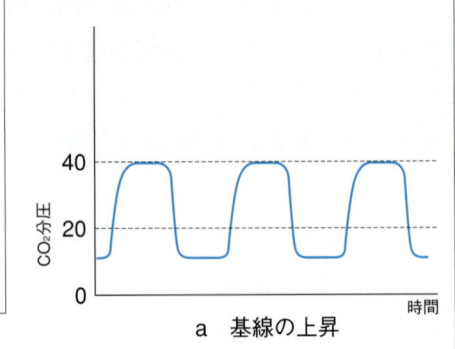

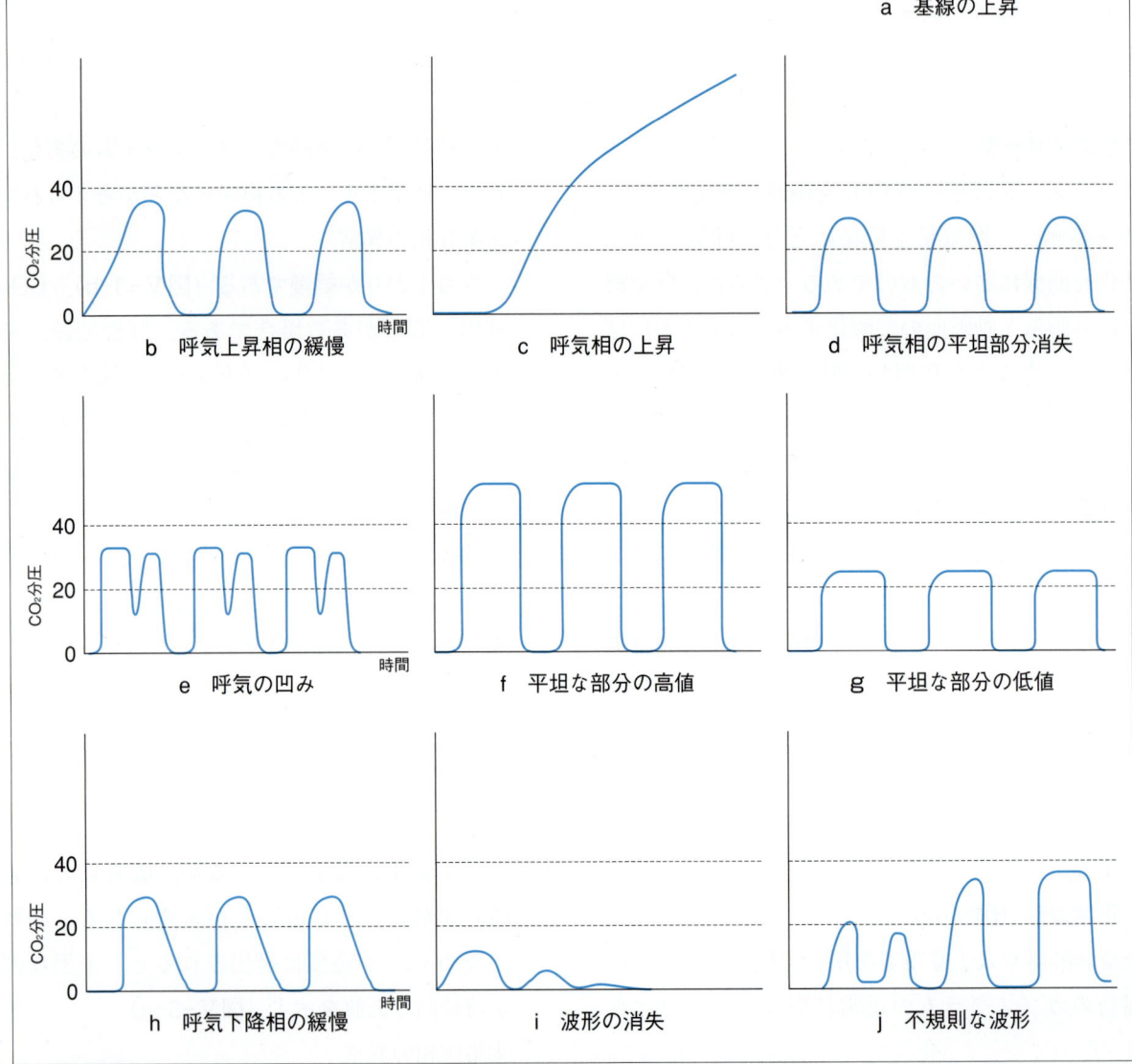

a　基線の上昇
b　呼気上昇相の緩慢
c　呼気相の上昇
d　呼気相の平坦部分消失
e　呼気の凹み
f　平坦な部分の高値
g　平坦な部分の低値
h　呼気下降相の緩慢
i　波形の消失
j　不規則な波形

（大井久美子他：歯科医師のためのモニタリング，口腔保健協会，東京，2004．より引用改変）
図V-3　異常波形

⑥不規則な波形

鼻腔カニューレに漏れがあるときには，呼気平坦相の消失（図V-3-d）や，Pco₂の値の低い波形（図V-3-g）や時には不規則な波形（図V-3-j）がみられる．

3）動脈血液ガス分析（15頁参照）

有効な換気は動脈血のガス分圧に反映される．動脈血を頻回に採取することは侵襲が大きいので，血圧を直接測定するため動脈に挿入したカテーテルを利用して，動脈血を採血して分析に用いている．血管内に挿入したセンサーにより連続的に血液ガス変化をモニタリングする研究がなされているが，いまだ臨床応用には至っていない．

3. 循環のモニタリング

循環のモニタ機器には，観血的モニタと非観血的モニタがある．観血的モニタは正確で多くの情報をもたらしてくれるので必要性が高いが，侵襲が大きく，合併症を起こす危険性があることに注意しなければならない．一方，安価で便利な非観血的モニタ機器が出回ってきた．しかし，モニタ機器は，その原理や有用性，限界などをふまえた上で正しく使用しなければならない．どの時点の何を測定しているのかを理解し，それぞれの機器の特性を熟知しておかないと，とんでもない落とし穴に陥ることがある．異常値が出たときは，患者をよく観察して，迅速に五感を働かせなければならない．

1）血圧計（3頁参照）

血圧に異常がある場合は，全身すべての臓器に異常が起こる可能性があることから，血圧測定は最も基本的なモニタリングであるといえよう．血圧を規定する因子には，1回拍出量，心拍数，血管の収縮・拡張などがある．心臓の収縮や心拍数，血管の緊張には，交感神経や内分泌系が関与しているため，血圧は多くの要因に影響を受けることになる．

〔測定方法〕

血圧を測定するときは，できるだけ静かでリラックスした状態で行う．上腕を心臓の高さに置き，マンシェットを，指が2本入るくらいにきっちりと巻く．ゆるすぎてもきつすぎても正確な値が得られない．また，正しく血圧測定を行うには，適切なサイズのカフを用いる必要がある．上腕の2/3を覆う大きさのカフが適当とされている．幅が広すぎるカフでは，血圧は実際よりも低く測定されるし，幅の狭すぎるカフでは，血圧は実際よりも高く測定される．

(1) 用手的測定

用手的測定器具には，水銀血圧計（リバロッチ型）とアネロイド血圧計（タイコス型）がある．

①聴診法（リバロッチ・コロトコフ法）

カフ内圧を徐々に上げ，動脈を圧迫して血流を停止させた後，圧迫を解除すると，血流は断続的に流れはじめ乱流が生じる．この乱流によって生ずる拍動音をコロトコフ音という．聴診器でコロトコフ音を聴取しはじめる時点を収縮期血圧とし，拍動音が消失する時点を拡張期血圧とする．

②触診法

橈骨動脈を指で触れ，聴診法と同様の方法でマンシェットを加圧して，拍動が触れはじめたところを収縮期血圧とする．拡張期血圧はこの方法では測定できない．

③オシロメトリック法

動脈拍動によるカフ内圧の振動をみるものである．水銀血圧計では水銀の液面の振動開始付近，アネロイド血圧計では針の振動開始付近を収縮期血圧とする．拡張期血圧はそれぞれの振動の消失付近である．

(2) 自動測定

自動式の非観血的血圧モニタ機器には，上腕に装着したマンシェットのカフを加圧することによって一定間隔で血圧を測定する間歇法と，心拍に同期した血圧を連続して測定する連続法の2つの方式がある．間歇法には，マイクロフォン式血圧計，オシロメトリック法（振動法），ドップラー法などがある．連続法には，トノメトリ法，フィナプレス法などがある．

①マイクロフォン式血圧計

コロトコフ音をマイクロフォンで聴取する方式である．

②オシロメトリック法

動脈拍動によるカフ内圧の振動の増減を捉える方式で，多くの自動血圧計はこの原理を用いている．電動の送気ポンプでマンシェット内のカフ圧を上昇させるが，基本的には用手法の原理と変わらない．カフ圧によって遮断された動脈の流れが再開し始めたとき生ずる乱流が振動を作り出す．この振動の増減を捉え，記憶・演算して圧を表示する．

自動血圧計は便利であるが，次のことに留意しなければならない．

- a. 振動と紛らわしい体動，速い不整脈，呼吸性変動などがあると正確な値が出ない．
- b. 急激な血圧の変化があると，カフ圧を何度か増減しなければならないため，測定に時間がかかる．
- c. 表示された数値は1心拍ごとの血圧を表しているのではなく，ある時間枠の中での最高値と最低値に過ぎない．

③ドップラー法

マンシェットに装着されたトランスデューサーから超音波を発生させ，動脈管壁で反射させると，動脈の拍動で超音波はドップラー偏位を受ける．これを可聴音に変換して，音の開始点を収縮期血圧，消失点を拡張期血圧とする．

④トノメトリ法

橈骨動脈上にトノメトリ・センサを装着し，センサエレメントと呼ばれる受圧板で皮膚を押しつけて，血管壁を平坦化させる．センサエレメント内の圧力センサによって血管内圧を検出する．動脈内にカテーテルを挿入して測定する直接法での血圧波形に近似したものが連続的に得られる．

⑤フィナプレス法

発光部と受光部をもった小型のカフで手指動脈を圧迫する．赤外線発光ダイオードにより指先の動脈径の変化を検出する．連続的な動脈圧波形と血圧測定ができる．

表Ⅴ-3　12誘導心電図で診断できる事項

- 不整脈
- 伝導障害
- 心筋梗塞
- 心筋虚血
- 電解質異常
- 興奮伝導促進
- 心臓の位置，回転

⑥観血的動脈圧測定法

動脈内にカテーテルを留置して，トランスデューサを介して，動脈圧を1拍ごとに連続的に測定する．

2）心電図（4頁参照）

心電図とは心拍動に伴って発生する電位差を曲線として記録したものである．心電図からは多くの有用な情報が得られる（表Ⅴ-3）．しかし，心疾患があるからといって必ずしも心電図に異常があるとは限らないし，心電図に異常があっても心疾患があるとは限らない．また，Q波やST部分などの変化から心機能悪化が疑われる場合もあるが，心電図からは心臓の機能についての情報はほとんど得られないと考えた方がよい．

(1) 測定方法

導子を四肢と胸部において12誘導を記録する．紙送り速度は25 mm/秒（1目盛りが0.04秒）で，高さは10 mm/mVに較正する．

①標準四肢誘導（図Ⅴ-4）

a. 双極標準誘導

Ⅰ誘導＝左手と右手の間の電位差
Ⅱ誘導＝左足と右手の間の電位差
Ⅲ誘導＝左足と左手の間の電位差

b. 単極増高肢誘導(Augmented Extremity Lead)
aVr, aVl, aVf

②単極胸部誘導（図Ⅴ-5）

$V_1 \sim V_6$

(2) 心電図の基本波形

- 基本波形は通常Ⅱ誘導で示す（図Ⅴ-6）．
- モニタとして使用する場合もこの波形である．
- 次の順で心電図を読み進めると大きな見落とし

を防ぐことができる．

①リズム
 ・規則的か不規則かをみる．
 ・不規則な場合，PQRSTは同じ形で出現しているか，1分間にどのくらい出現しているかを読みとる．

②心拍数
 徐脈か頻脈かをみる．

③P波
 心房の脱分極により生じる波である．形，幅，高さ，上向きか，下向きかをみる．

④P-R（P-Q）間隔
 房室の興奮伝導時間を示す．正常値は0.12〜0.20秒で，延長するものに房室ブロック，短縮するものにはWolff-Parkinson-White（WPW）症候群がある．

⑤QRS波
 心室の収縮によって生じる波形である．形，

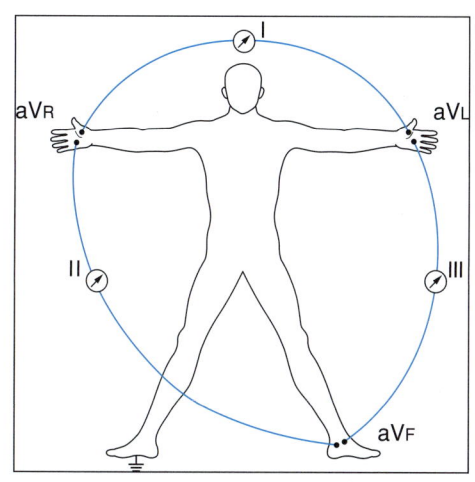

(坂田三弥他：歯科生理学実習所，医歯薬出版，東京，1988．より引用改変)

図V-4 標準四肢誘導

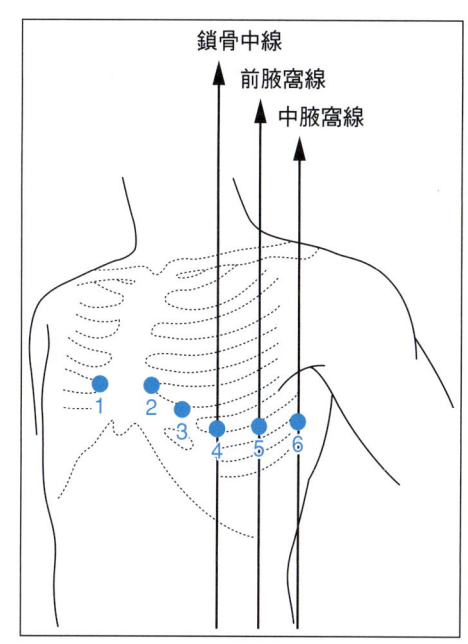

(坂田三弥他：歯科生理学実習所，医歯薬出版，東京，1988．より引用改変)

図V-5 単極胸部誘導

V_1：第4肋間胸骨右縁，V_2：第4肋間胸骨左縁，
V_3：V_2とV_4の中点，V_4：第5肋間左鎖骨中線，
V_5，V_6はV_4と同じ水平面上（高さ）でとる．
V_5：前腋窩線，V_6：中腋窩線

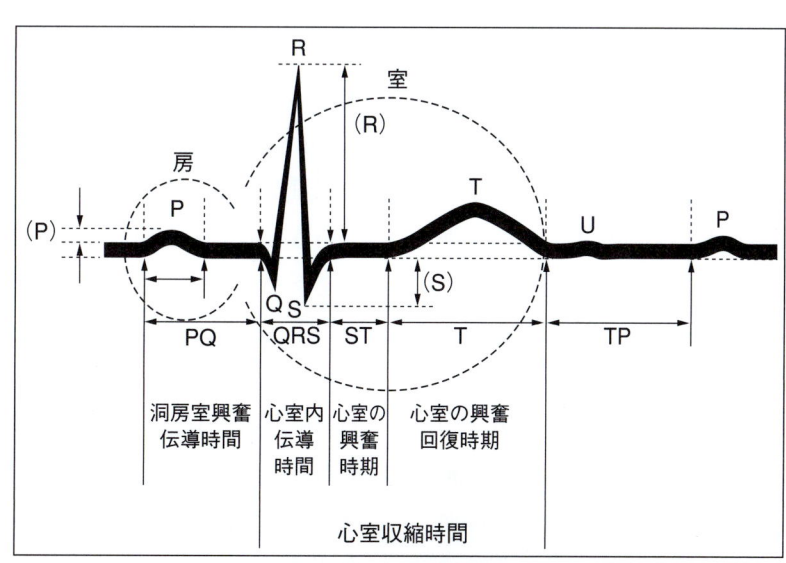

(坂田三弥他：歯科生理学実習所，医歯薬出版，東京，1988．より引用改変)

図V-6 心電図の基本波形

幅，高さをみるものである．幅広い QRS 波は心室性期外収縮，心室調律，脚ブロックでみられる．

⑥ ST 部分

心室の興奮している時期である．基線より上がっているか下がっているかをみる．心筋虚血は下がり，急性心筋梗塞，早期再分極，心室瘤は上がる．

⑦ T 波

心室の再分極によって生じる波である．形，高さをみる．電解質異常で特有の形を呈する．高さについての正常の上限は QRS の 10％である．

⑧ U 波

T 波に続く上向きの小さな波である．心室内プルキニエ繊維の再分極の遅延と考えられている．

⑨ QT 間隔

心室の収縮時間である．低カルシウム血症では QT 延長が，高カルシウム血症では QT 短縮がみられる．

(3) モニタ心電図

モニタ用の心電図は通常 II 誘導のものである．心筋虚血をもモニタする必要があれば V_5 誘導を追加する．

モニタ用心電図は電気メスなどのノイズの影響で波形がみにくくならないよう，電気的に処理されているため，診断用の心電図ほど正確な診断を求めるのは難しい．心拍数，不整脈，虚血性変化をみる程度とする．

3) 中心静脈圧 (Central Venous Pressure ; CVP)

中心静脈圧は上・下大静脈の右心房近くにある静脈の内圧をいう．この圧は，右室の前負荷の指標であり，心室機能が正常な場合は循環血液量の指標ともなる．カテーテルの先端は右心房付近まで挿入する．圧のゼロ点は水平仰臥位で中腋下線上第 4 肋間部とする．正常値は 5〜10 cmH$_2$O であるが，絶対値が重要なのではなく，経時的な変動と，動脈血圧や尿量，出血量，輸液量などから相対的に判断すべきである．

表 V-4 循環動態の変化と合併症

中心静脈	動脈血圧	尿量	起きている可能性のある合併症
低下	低下	減少	循環血液量の低下
上昇	低下	減少	心タンポナーデ 上大静脈の閉鎖・圧迫 緊張性気胸 右心機能低下
上昇	上昇	増加	循環血液量の増加

中心静脈圧用のカテーテルの挿入には，外頸静脈，内頸静脈，鎖骨下静脈，大腿静脈，上腕静脈などが用いられる．外頸静脈は動脈穿刺や気胸を起こすリスクがきわめて少なく，圧迫止血も容易である．しかし，外頸静脈は蛇行が多く，上大静脈に誘導しにくいこともしばしばある．内頸静脈は成功率が高いが，動脈穿刺や気胸のリスクも高い．鎖骨下静脈は長期の留置には都合が良いが，気胸のリスクが最も高い．口腔外科の手術の際は穿刺部位が術野に重なることがあり，大腿静脈や上腕静脈を選ぶことが多い．大腿静脈は，カテーテルに関連した血栓症や感染症のリスクが他のルートより高いので，長期の留置には向かない．上腕静脈は他のルートと比較して合併症のリスクはきわめて低いが，経路の蛇行があるため，カテーテルの先端を適切な位置に誘導できない可能性や，血栓形成や静脈穿通を起こす可能性があることに留意する．

中心静脈圧の値は動脈血圧や尿量の変動などを加味して相対的に判断する必要がある．循環動態の変化と起きている可能性のある合併症について表 V-4 に示す．たとえば，中心静脈圧と動脈血圧が低下して尿量が減少しているときは，循環血液量が低下していると考えてよい．しかし，これらの変化のみで診断を下すと危険な場合がある．それは，低血圧，頻脈，中心静脈圧上昇がみられる，心タンポナーデとうっ血性心不全である．心タンポナーデにおける中心静脈圧の上昇は，心嚢内圧の上昇を反映するものであり，心腔容積，前負荷は減少している．このとき心不全と診断して利尿薬などを投与すると，循環血液量減少のため血圧がさらに低下し，状態が悪化することがあり得る．当然，患者の病歴や臨床所見

をよくみたうえで，中心静脈圧の波形の観察やほかのモニタ機器からの情報を総合して診断しなければならない．

4）肺動脈カテーテルによる測定（スワン・ガンツカテーテル：Swan-Ganz catheter）

肺動脈圧測定用カテーテルを右内頸静脈より経皮的に挿入する．静脈挿入後，バルーンをすすめ，上大静脈または右房に達したらバルーンに空気を入れて膨らませ，エックス線透視下に血流に従ってバルーンをさらに挿入する．バルーンが右房，右室から肺動脈弁を通過して肺動脈に達すると，拡張気圧が上昇する．カテーテルを進めて，楔入した段階で固定する（肺毛細血管楔入圧：Pulmonary Capillary Wedge Pressure；PCWP）．この後，バルーンを脱気し，正常な肺動脈圧（Pulmonary Arterial Pressure；PAP）を確認する．熱希釈法の原理によって心拍出量も測定できる．肺動脈楔入圧は，肺動脈系に異常がなければ左房圧を反映する．左房圧は左室拡張期圧にほぼ等しいので，左心機能の指標となる．さらに，混合静脈血酸素飽和度（Mixed Venous Oxygen Saturation；SvO_2）や連続心拍出量（Continuous Cardiac Output；CCO）が測定できるカテーテルもある．

〈大井久美子〉

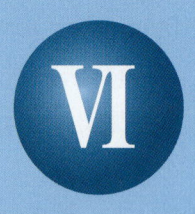

VI ペインクリニック

1. ペインクリニックにおける診察法

1）問診

(1) 主訴

ペインクリニックを訪れる患者は，痛みや異常感覚について明確な言葉で表現できないことが多く，会話により痛みが誘発されたり，激痛の場合は話せないこともある．その場合は，痛みが発現していると思われる部位に浸潤麻酔や伝達麻酔を行い除痛してから聴取する[1]．

(2) 既往歴・常用薬

一般的な全身疾患の既往を聴取する．特に外傷，脳血管障害，精神・神経疾患，糖尿病，脳神経外科，整形外科，眼科・耳鼻科領域の疾患の既往には注意する．

(3) 現病歴

痛みの発症時期，痛みの性状や強さ，経過，治療を行った医療機関とそこでの治療内容について詳しく問診する．

(4) 現症

現在の痛みの部位，性状，強さ，持続時間，頻度，痛みの誘発因子や緩和因子などを詳しく聴取する．

①痛みの部位

左右，上下顎，歯，舌，口腔粘膜や顔面の皮膚，顎関節領域，頭頸部（側頭部，後頭部，全体，顔など）など詳しく聴取する．患者に痛い部分を指で示してもらうのもよい．

②痛みの性状

さまざまな表現がある．例えば，ズキンズキン，ピリピリ，電気が走る（電撃痛），ジーンとした，針で刺すような，熱いお湯をかけた灼熱痛などである．患者自身に表現させるのもよいが，言葉で表現しにくい場合もある．

③強さ

主観的な痛みの評価方法としてVisual Analogue Scales (VAS) がある．これは，長さ10 cmの水平の直線を患者に示し，左端をまったく痛みのない状態，右端を耐えられない痛みの状態を表すことを説明し，現在の痛みがどの程度であるか，その直線上に垂線を引いてもらい評価する方法である[2]．

④持続時間

痛みが数秒から数分程度のものか，数時間または一日中続くのか，瞬間的な痛みか持続性であるかを詳しく聴取する．

⑤頻度

どのくらいの頻度で痛くなるか，日，週，月，年などの単位で記載する．

⑥誘発因子

痛みを誘発する因子，例えば，会話，食事，開口，せき，嚥下，洗顔，歯磨き，飲酒などで痛みが誘発されるかを聴取する．または，誘発因子がなく自発痛かどうかを聴取する．

⑦緩和因子

痛みが発症したときに何をすれば痛みが弱くなるか，例えば暖めたり冷やしたり，食事や飲水などで痛みが緩和するかなどを具体的に聴取する．

⑧その他

痛みが発症したときの随伴症状，例えば流涙，鼻閉，鼻汁亢進，発汗異常など自律神経症状や筋肉の痙攣，頭痛，めまい，ふらつき，頸部や肩の痛みなどが発生するかを詳しく聴取する．

2）診察法

(1) 全身所見

特に精神状態，すなわち元気であるか，うつ状態であるか，不安・緊張が強いかは，痛みの程度を左右するので注意する．また，発熱，睡眠，食欲についても把握しておく．

(2) 局所所見

①顎顔面部

顎顔面部の色，皮膚の状態，腫脹や変形の有無などを観察する．触診では左右対称に三叉神経の各枝が骨孔を出る，眼窩上孔（第1枝），眼窩下孔（第2枝），オトガイ孔（第3枝）を圧迫して痛みを訴えないか，そのほか，軽い刺激でも痛みを誘発するトリガーポイントがないかを触診する．さらに顎関節部や各筋肉（側頭筋，咬筋，胸鎖乳突筋，顎二腹筋前腹・後腹，僧帽筋）に圧痛がないか触診する．圧痛点の確認は左右均等に圧迫していく．そのほか，開閉口時の制限，雑音や痛みなどにも注意する．

②口腔内

歯，歯周組織，舌，口腔粘膜について詳しく診察する．粘膜の色や性状，腫脹，変形，欠損，義歯や咬合状態，唾液の性状，味覚異常や口腔乾燥の有無について診察する．

3）検査

(1) 心理検査

痛みに対する心因性因子の関与を調べるために，以下の3種類の検査法がある．

①STAI（State Trait Anxiety Inventory）

時間経過で変化する状態不安と不安になりやすい性格傾向をみる特性不安を検査する．

②SDS（Self-rating Depression Scale）

抑うつ傾向をみるための評定法で，合計点が40～49点が軽度の抑うつ傾向，50点以上が中等度の抑うつ傾向と評価する．

③TMI（Toho Medical Index）

自律神経性愁訴43項目と精神性愁訴51項目から構成され，判定結果により正常型，自律神経失調型，神経症型，心身症型の4つに分類する．

(2) 画像検査

①デンタル撮影法

歯および歯周組織の状態を診査する．

②オルソパントモグラフィー

歯，歯周組織，顎骨や上顎洞などの状態を診察する．

③頭部

正面（後－前方向），側面，ウォーターズ法を用いて異常をチェックする．

④顎関節

顎関節病変の診断を行う．

⑤コンピュータ断層撮影法（CT）

上顎骨を中心とした腫瘍などを診断する．

⑥磁気共鳴映像法（MRI）

血管や腫瘍による神経への圧迫を診断する．

(3) 血液検査

一般血液検査や血液生化学検査を行う．炎症性の痛みは，白血球やC反応性タンパク（C-Reactive Protein；CRP）を，舌痛症や味覚異常の場合は，鉄（Fe），銅（Cu），亜鉛（Zn）やビタミンB_{12}，葉酸を，さらに帯状疱疹（後）神経痛や顔面神経マヒが疑われる場合はウィルス検査を行う．

(4) 感覚検査

①触覚・痛覚検査

定性的な知覚検査では，顔面皮膚に筆や綿，歯科用探針を用いて検査する．先を丸めた安全ピンによるPin prickもよく行われる．定量的な知覚検査としてはナイロンのフォンフィラメントでできたS-Wモノフィラメントを用いる（**図Ⅵ-1**）．また，歯科用探針を皮膚に置いて感じる痛みの強さを主観的痛みの評価方法VASで評価して健常側と比較する．知覚麻痺または痛覚過敏の場合は健常側とVASで20 mm以上の差がある[3]．

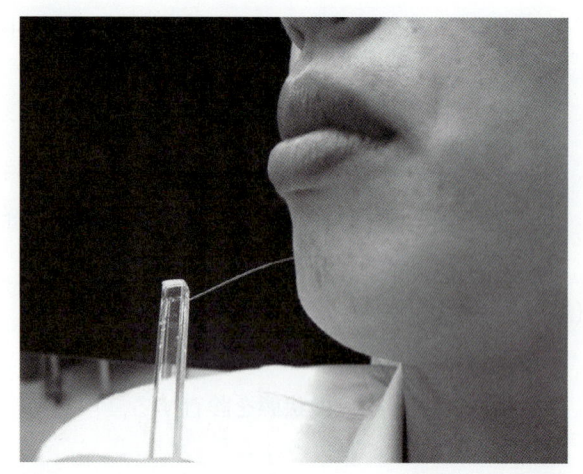

図Ⅵ-1　S-Wモノフィラメントによる触覚・痛覚検査

表Ⅵ-1　薬理学的疼痛機序判別試験（Drug Challenge Test）

薬剤	判別
リドカイン	神経線維の異所性興奮の有無
バルビツレイト	中枢神経系の過敏，心理的要因の有無
フェントラミン	交感神経の関与の有無
ケタミン	NMDA受容体の関与の有無
モルヒネ	侵害受容性疼痛の関与の有無

②振動覚
　音叉を用い，振動を感じる時間(秒)を測定する．
③2点弁別
　デバイダーを用い二点を感じた距離（mm）で表す．通常12mm以下が正常である[3]．
④温度感覚
　温刺激を与えるプローブを患側と健常側にあて，感じる温度を比較する．

(5) Drug Challenge Test
　鎮痛に関与するいくつかの薬剤を少量静脈内に投与して痛みの減少度を調べ，痛みの機序を判別する試験である．各々の痛みの原因部位が推測できる[4]（表Ⅵ-1）．

(6) 診断的局所麻酔
　痛みを感じる部位が明確でない場合は，可能性の高い部位に浸潤麻酔を行い，痛みの程度を判定する．局所麻酔薬として，3%メピバカインは作用時間も比較的短く血管収縮薬や防腐薬が含まれていないため，全身疾患を有する症例や高齢者には使用しやすい．

2. 疼痛性疾患

　口腔顎顔面領域の慢性痛は神経因性疼痛，体性痛（侵害受容性疼痛）および心因性疼痛に分類される（米国口腔顔面痛学会分類）．しかし，いずれにも分類しにくい診断困難な痛みとして，以上に加えて非定型顔面痛（非定型歯痛）とBurning Mouth Syndromeを記載する．

1）神経因性疼痛（ニューロパシックペイン）

　神経に障害があるために発症する疼痛で，口腔領域では発作性疼痛，帯状疱疹（後）神経痛，外傷後の神経障害に起因する神経痛（ニューロパシー）などに分けられる．

(1) 発作性疼痛
①三叉神経痛
　三叉神経痛は三叉神経の第1枝，第2枝あるいは第3枝の支配領域に発現する，電気が走るような，ビリビリ，チクチク，刃物で突き刺されたような，発作性の激しい痛みである．
　a. 病因
　多くの症例では，頭蓋内小脳橋角部の三叉神経根への血管による圧迫が原因である．圧迫血管の大部分が上小脳動脈で，他に前下小脳動脈，脳底動脈，錐体静脈がある．加齢による動脈硬化で血管の走行が蛇行し，神経を圧迫するために発症すると考えられている（図Ⅵ-2）．
　b. 臨床症状
　三叉神経痛の臨床症状の特徴は，痛みが三叉神経の神経分布に沿って数秒から数十秒の発作性の電撃痛が生じることである．触れると痛みが生じるトリガーポイントがあり，洗顔や会話，食事，歯磨きなどが誘発となり発症する．発症年齢は50歳以上が多く，罹患枝は第2枝，次に第3枝の単独枝が多い（表Ⅵ-2）．
　c. 診察および診断
　臨床症状（表Ⅵ-2）をもとに診察を行うが，三叉神経を含めた脳神経に障害がないか診査をすることが重要である．50歳前の比較的若い

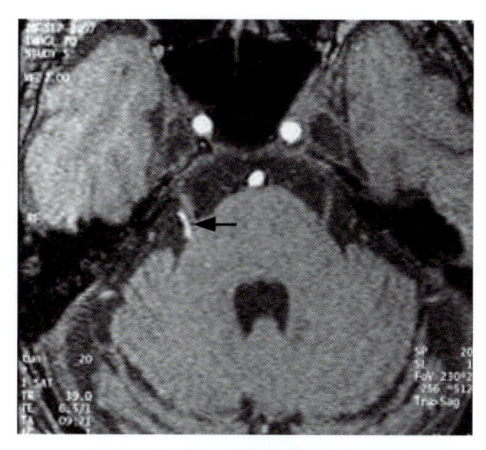

図Ⅵ-2 磁気共鳴映像法（MRI）
右側三叉神経は root entry zone において上小脳動脈の接触が認められる（←の部分）

表Ⅵ-2 三叉神経痛の臨床症状の特徴

1. 三叉神経の神経分布に沿って痛みが発症する
2. 電気が走るような，ビリビリ，チクチク，刃物で突き刺されたような，発作性の激しい痛みである
3. 発作は数秒から数十秒で消失する
4. 洗顔，会話，食事，開口，ひげそり，歯磨きなどが誘因となり発症する
5. 触れると痛みが誘発するトリガーポイント（トリガーゾーン）がある
6. 発作と発作の間は無症状である
7. 50歳以上に多く発症する
8. カルバマゼピンの内服で奏功することが多い

（今村佳樹：三叉神経痛，歯科麻酔学第6版（海野雅浩他編），527，医歯薬出版，東京，2003．より引用改変）

表Ⅵ-3 三叉神経痛と他の疾患との鑑別[5]

鑑別する疾患	鑑別のポイント
歯痛	歯の刺激痛，冷水痛，持続痛
舌咽神経痛	夜間発作，会話，嚥下，飲水，飲食時，開口
顎関節痛	顎運動時，開口時の痛み（食事，あくび，会話）圧痛，開口障害
帯状疱疹後神経痛	帯状疱疹の既往，持続性灼熱痛，皮膚への接触痛
片頭痛	若い女性に多い，持続性拍動痛（数時間～数日）
群発頭痛	男性に多い，部位（眼窩，側頭部）持続性激痛，夜間睡眠時発症，随伴症状（鼻閉，鼻汁，流涙，発汗），誘因（アルコール飲料），固定された発症時期がある
その他持続性顔面痛	副鼻腔炎，非定型顔面痛，舌痛症

（和嶋浩一：口腔顔面領域の神経痛と治療―三叉神経痛との鑑別―，ペインクリニック，23（5），615，東京 2002．より引用改変）

発症例は動脈硬化による血管の圧迫より空間占拠性病変などを考え検査する必要がある．聴神経鞘腫，髄膜腫などの脳腫瘍では，痛み以外に知覚麻痺，錐体外路症状，眼球運動や聴力障害などの神経症状が伴う場合が多い．例えば，内耳障害がある場合は Weber 試験で異常がみられることが多い．Weber 試験とは，振動した音叉を眉間に置き，音の響き具合を調べると，通常は中央で響いているが，どちらかの内耳に障害があればその反対側の方に音叉が響いて感じるという検査である[2]．CT や MRI などの画像検査も必要で，他の疼痛を伴う疾患との鑑別も重要である（表Ⅵ-3）[5]．

d．治療法

薬物療法，外科療法，神経ブロックおよび放射線治療がある．

a）薬物療法

抗痙攣薬であるカルバマゼピン（テグレトール®）を用いる．作用は三叉神経の活動電位の発火点（閾値）を上昇させることにより効果が得られる[1]．副作用としてねむけ，ふらつき，めまいなどの神経症状のほかに肝機能障害，薬疹，造血障害（白血球減少，再生不良性貧血など）がある．したがって初回量は100～200 mg から開始し，痛みの軽減程度や副作用の有無を確認して 800 mg を限度として徐々に増量する．投与開始前に血液検査を行っておく

ことが重要で，長期服用する場合は定期的に血液検査や肝機能検査が必要である．

カルバマゼピンで効果が見られない場合や副作用のため使用できない場合は，フェニトイン（アレビアチン®），ゾニサミド（エクセグラン®）およびバクロフェン（リオレサール®）を用いる．

b) 外科療法

脳神経外科領域の神経血管減圧術（Jannettaの手術）がある．三叉神経根を圧迫している原因血管と神経を引き離し減圧をはかる根治術である．治療効果は良好であるが，再発や効果不十分の症例もあり，合併症としては，顔面神経麻痺，聴覚障害，三叉神経の知覚障害・運動障害がある．

c) 神経ブロック

罹患した三叉神経の末梢枝や三叉神経節を局所麻酔薬，アルコールによる伝達麻酔や高周波熱凝固にてブロックする治療法である．薬物効果が得られない場合，神経血管減圧術の適応でない場合や，手術を行っても原因血管が認められない場合，さらに手術後の鎮痛効果が得られない場合に行う．ブロック部位として，眼窩上神経（眼窩上孔，切痕），眼窩下神経（眼窩下孔），オトガイ神経（オトガイ孔），上顎神経（正円孔），下顎神経（卵円孔）がある．末梢神経枝のブロックで効果が不十分であったり広範囲の鎮痛効果が必要な場合にはガッセル神経節，半月神経節といった三叉神経節をブロックする．

一時的な効果を得る場合は局所麻酔薬を用いる．永久的なブロックとしてアルコールや高周波熱凝固を用いる．

d) ガンマナイフ療法

全身状態が不良な場合や高齢者で外科的治療法が適応でない場合，ガンマナイフの放射線治療がある．MRIで圧迫部位の三叉神経根に放射線（γ線）を照射する治療法である．

②舌咽神経痛

舌咽神経は，咽頭，口蓋扁桃，舌後方部1/3粘膜の知覚神経および味覚神経として舌後方部の味蕾などを支配する．舌咽神経痛は上記の支配領域に生じる発作性疼痛である．頻度は三叉神経痛に比べてきわめて少ない．

a. 病因

基本的には三叉神経と同様で血管による神経根への圧迫や脳腫瘍，茎状突起の過長，感染などが原因として報告されている．

b. 臨床症状

嚥下時の激痛が特徴である．あくびなどの開口時の顎運動や食事時の味の刺激でも痛みが誘発される．痛みの性状は，電撃痛，鋭い激痛，針で刺される痛みなどである．持続時間は数秒から数分，範囲は舌後方部，咽頭，耳介，耳後方部で下顎に痛みが放散することもある．

c. 診察および診断

三叉神経痛とは異なり嚥下時の激痛が典型的な症状であるが，咽頭部に局所麻酔薬を塗布（スプレー）して疼痛が消失すれば診断可能である．また，カルバマゼピンの服用で疼痛が緩和されれば診断ができる．

d. 治療法

三叉神経痛の治療法に準じ，カルバマゼピンなどの薬物療法，神経血管減圧術などの外科療法がある．また，舌咽神経が茎突咽頭筋に向かう経路の茎乳突部への局所麻酔薬投与といった神経ブロックがある．

(2) 帯状疱疹・帯状疱疹後神経痛

三叉神経領域の神経走行に沿って発現する帯状の水泡を特徴とするウィルス疾患で，全身の中では口腔顔面領域が約3割を占め，胸神経領域に次いで多い．三叉神経第1枝はその中で発症頻度が高い部位である[6]．

①病因

水痘・帯状疱疹ウィルス（Varicella Zoster Virus；VZV）感染による神経細胞傷害である．水痘が治癒した後も，神経節細胞にウィルスは潜伏し免疫力が低下した際に再び増殖し，三叉神経領域に帯状疱疹となり発症する．したがって高齢者や悪性腫瘍患者およびステロイド薬使用で免疫力が低下した場合に多く発症する．

② 臨床症状

三叉神経支配領域に限局した水疱発現が特徴で，発熱，倦怠感の後，焼けるような，刺すような痛みと発作性電撃痛が起きる．皮膚，口腔内の水疱，重症例では潰瘍が形成される．帯状疱疹後神経痛では，持続性の灼熱痛に加え，患部皮膚の接触痛が特徴的である．通常，痛みを生じることのないような軽い刺激により疼痛（アロディニア：Allodynia），すなわち，歯磨きや飲食，飲水などで疼痛が発症することもある[2]．

③ 診察および診断

三叉神経領域に限局した水疱の発現と疼痛が特徴である．帯状疱疹後神経痛は患部組織の接触痛が特徴である．

④ 治療法

a．薬物療法

発症初期には抗ウィルス薬（アシクロビル）を経口投与する．また，急性炎症に対しては非ステロイド性消炎鎮痛薬（NSAID）を投与して鎮痛効果を得る．その他，NMDA受容体阻害薬（ケタミン），三環系抗うつ薬，選択的セロトニン再取込み阻害薬（SSRI），抗痙攣薬（カルバマゼピン），Naチャンネル阻害薬（メキシレチン）や高濃度の局所麻酔薬（リドカイン）塗布が用いられる．

b．神経ブロック

帯状疱疹後神経痛では交感神経が深く関与しているため治療には交感神経節ブロックが行われる．口腔顎顔面や上肢の交感神経ブロックには星状神経節ブロック（Stellate Ganglion Block；SGB）を行う．星状神経節は下頸交感神経節と第一胸部交感神経節が融合した交感神経節で頭頸部，顔面，上肢を支配する．局所麻酔薬注入によるブロックで血流が増加し血行が改善することにより，痛みの悪循環を防止する．

手技は左の示指，中指を気管と胸鎖乳突筋の間に入れ，総頸動脈を指で圧迫しながら2本の指で第6頸椎横突起を触れ，2本の指の間から注射針（25G，25 mm）を刺入する．吸引で血液の逆流がないことを確認してから針を動かさないように局所麻酔薬（1％リドカイン）を5〜10 ml注入し抜針する．抜針後は刺入部位をしっかりガーゼで10分間圧迫し，止血する．効果がみられる場合は，縮瞳，眼瞼下垂，眼球陥凹といったホルネル症候や，鼻閉，眼球結膜の充血，顔面の紅潮などがみられる．

(3) 外傷性神経障害（ニューロパシー）

① 定義と病因

外傷，手術，薬剤などで神経が傷害された後に発症する疼痛である．例えば下顎歯の抜去やインプラント手術，下顎枝矢状分割術などで下歯槽神経が損傷した場合に生じる激しい痛みのことである．痛みの発生には複雑なメカニズムの関与がある．国際疼痛学会では四肢における神経障害後の異常疼痛を複合性局所疼痛症候群（Complex Regional Pain Syndrome；CRPS）と定義し，明確な神経障害が認められないものをType I，明らかな末梢神経障害後に生じるものをType IIに分類しているが，三叉神経領域においては上記の分類にあるCRPSの症状を満足するものはほとんどない[6]．

② 臨床症状

持続性の灼熱痛と発作性電撃痛である．また，知覚低下，アロディニア，痛覚過敏，異常感覚，不快症状などが生じてくる．

③ 診察および診断

痛みが神経障害によるものか診査するために感覚検査を行う．感覚検査は，筆や綿棒で患部を触れ，上記の臨床症状がないかを確認する．定量的感覚検査は，ナイロンのフォンフィラメントでできたS-Wモノフィラメントを用いるvon Frey検査を行い，健常側と比較する（85頁1-3)-(4)，および86頁図Ⅵ-1参照）．

④ 治療法

薬理学的疼痛機序判別試験（Drug Challenge Test）により鎮痛効果がある薬物を検討する．帯状疱疹（後）神経痛の治療に準じて，NMDA受容体阻害薬（ケタミン），三環系抗うつ薬，選択的セロトニン再取込み阻害薬（SSRI），抗痙攣薬（カルバマゼピン），Naチャンネル阻害薬（メキ

シレチン）などの薬物療法ならびに星状神経節ブロック，理学療法（レーザーなど）を行う．最近ではイオントフォレーシスによる治療効果が注目されている[7]．これはイオン化した局所麻酔薬に交流電流を流し強制的に皮下あるいは粘膜下に浸透させる治療法で，外傷性神経障害（ニューロパシー）に効果がみられる[7]．

2）体性痛（侵害受容性疼痛）

体性痛は侵害性刺激によって生じる疼痛で侵害受容性疼痛をさし，体表痛と深部痛に分類されるが，その中で慢性痛と関連があり診断で重要なのは深部痛である[2]．

(1) 深部痛

深部痛には痛みの原因部位と痛みを感じる部位が異なる異所性疼痛を主な症状として訴えるものが多い．異所性疼痛には代表的なものとして投射痛，関連痛がある．投射痛とは同一神経の分布部位に感じられる疼痛で，例えば原因歯が下顎歯であるのに上顎歯に痛みを感じる場合である[8]．また，関連痛とは異なった神経支配領域に疼痛が生じる疼痛で，例えば心筋梗塞発作時に左腕や左側下顎に痛みが感じる場合である[2]．深部痛には，筋骨格性疼痛と内臓痛がある．

①筋骨格性疼痛

筋骨格性疼痛には筋筋膜痛と顎関節症などがあるが，ここでは筋筋膜痛について述べ，顎関節症は他の成書を参照されたい．口腔領域の筋筋膜痛では，咀嚼筋や頸肩部筋の持続性緊張で筋に疼痛が発現し，関連痛を引き起こすことが多い．

a．病因

筋の持続的緊張で組織内血流が低下して虚血状態になることや，一次ニューロンからの反復する侵害刺激，二次ニューロンの感作や興奮性亢進などが考えられている．

b．臨床症状

重くジーンとした痛みで，筋肉のこりと口腔顔面領域の痛みが連動することが多い．

c．診察および診断

筋の触診を行う．咬筋，側頭筋，胸鎖乳突筋，顎二腹筋，僧帽筋，内側翼突筋，外側翼突筋などを，左右対称に同じ筋肉を均等に圧迫してトリガーポイントを探していく．これらの咀嚼筋や頸部肩部筋の筋筋膜痛が歯の痛みとして現れる場合がある．

d．治療法

a）薬物療法

非ステロイド性消炎鎮痛薬（NSAID）や中枢性筋弛緩薬を使用する．

b）神経ブロック

トリガーポイントに局所麻酔薬（1％リドカイン，1〜2 ml）を注射する．また，星状神経節ブロックなども末梢循環の改善に有効である．

c）理学療法

鍼治療および鍼通電療法が用いられる．また赤外線療法，レーザー治療も行われる．

d）運動療法

筋肉のストレッチとマッサージを行う．

②内臓痛

神経血管性頭痛と眼，耳，鼻腔，副鼻腔の疾患に関連した疼痛がある．

a．神経血管性頭痛

a）片頭痛

女性に多く，こめかみから頭部にかけてズキズキした拍動性の痛みが生じ，発作中に歯痛や顔面痛を伴うこともある．持続時間は数時間から数日で，月に数回から年に数回の頻度で発症する．随伴症状として視野がきらきらして狭くなったり欠損したりする．発作時は拡張した脳血管をトリプタン製剤で収縮させる．予防にはCa拮抗薬，抗うつ薬を服用する．

b）群発頭痛

男性に多く，えぐられるような，きりで刺されるような激痛で，上顎臼歯部の痛みを訴えることが多い．深夜，痛みで目がさめることが多く，持続時間は数十分で，1年程度の周期で群発時期が訪れる．鼻閉，発汗，流涙などの自律神経症状を伴う．頭痛の発作時には酸素吸入が効果的である．予防療法にはCa拮抗薬であるベラパミルの服用がある．

b. 眼, 耳, 鼻腔, 副鼻腔の疾患に関連した疼痛

眼疾患では緑内障のような眼圧亢進や炎症により口腔領域に痛みを生じる場合がある．また，中耳炎などの耳疾患，鼻腔，副鼻腔の炎症でも歯や口腔領域への痛みが生じる．したがって，眼科や耳鼻科領域の疾患の有無を問診時に聴取しておき，必要に応じて各領域の受診を勧める．

3）心因性疼痛

米国口腔顔面痛学会では，疼痛性疾患で症状が長期間続く場合，精神的因子が必ず関与しているため，口腔顔面痛を身体的因子と精神的因子に分けて評価することを推奨している[9]．精神的因子に関与する疼痛を，米国精神学会のDSM-Ⅳの診断基準で分類すると，うつ病性，双極性障害などの気分障害による疼痛，心的外傷後に起こるストレスなどの不安障害による疼痛，身体表現性障害による疼痛およびその他の疾患による疼痛に分けられる．この中で身体表現性障害は，適切な検査を行っても異常がなく，器質的原因が認められないのに身体症状を訴え，他の精神疾患を除外して診断されるものであり，疼痛性障害，身体化障害，心気症，転換性障害などがある．疼痛性障害のDSM-Ⅳ分類を**表Ⅵ-4**[10]に示す．実際は心因性疼痛のみの症例は少なく，器質的疾患や神経因性疼痛があり，それに心因性の要因が関与していることが多い．また，心因性疼痛との関連が深いうつ病，神経症，人格障害や統合失調症などの精神疾患が存在していることも多い[11]．

①診察と診断

患者の表情，態度，行動や話し方で判断する．また，STAI，SDS，TMIなどの心理テストを参考にする．心身医学的に異常がみられた場合は，精神科や心療内科の対診が必要である．しかし，心因性疼痛の患者はその診断を受け入れない場合が多く，口腔領域に痛みの原因があると考えているため，歯科医師が心身医学的な要因を含めて対応しなければならないことが多い．

②治療

積極的な歯科治療は行わない．可能なら精神科などの意見を聞きながら治療を行っていく．

表Ⅵ-4 疼痛性障害[10]

1. 1つまたはそれ以上の解剖学的部位における疼痛が臨床像の中心を占めており，臨床的関与が妥当であるほど重篤である．
2. その疼痛は，臨床的に著しい苦痛，または社会的，職業的，または他の重要な領域における機能の障害を引き起こしている．
3. 心理的要因が，疼痛の発生，重症度，悪化，または持続に重要な役割を果たしていると判断される．
4. その症状または欠陥は，（虚偽性障害または詐病のように）意図的に作り出されたり捏造されたりしたものではない．
5. 疼痛は，気分障害，不安障害，精神性障害ではうまく説明されないし，性交疼痛症の基準を満たさない．

（高橋三郎他訳：DSM-Ⅳ-TR精神疾患の分類と診断の手引新訂版，189-190，医学書院，東京，2006．より引用）

a．一般心理療法

医師，歯科医師が一定の知識と技術を身につけていればできる基本的な心理療法である．患者との面接により，患者の訴えを耳に傾け（受容），患者の気持ちをあらゆる面で励まし（支持），必ず症状がよくなることを伝える（保証）ことである[11]．

b．薬物療法

抗うつ薬，抗不安薬を主として用いるが，安易に長期間投与は行わない．

c．自律訓練法

痛みだけでなく不安や緊張感の緩和のため，セルフコントロールによる心身のリラクゼーションを得る方法として用いる[12]．

d．音楽療法

心が和む音楽や静かな音楽で痛みが和らぐことが多い．音楽の聴取で受動的にリラクゼーションが得られ，心身相関を理解させるためのきっかけとして有用である[13]．

e．東洋医学療法

鍼治療や漢方薬などを用いた治療法である．

f．疼痛教室

患者の孤立感の緩和，患者一歯科医師間の心理的介入の防止，疼痛の自己管理の強化を目的として行う．患者は参加することにより，痛み

に対する正しい知識と対処法を取得し，患者同士が理解し合い治療に対する高い効果がもたらされる[14]．

4) その他の疼痛
(1) 非定型顔面痛（非定型歯痛）
現時点では統一した見解は得られていないが，従来，非定型顔面痛は原因不明の口腔・顎・顔面痛を総称した用語と考えられてきた．したがって，歯科治療を繰り返し行ったにもかかわらず疼痛が持続し，原因が究明できなかった頑固な持続性疼痛も含まれる[15]．しかし，器質的疾患を見逃していたり，神経因性疼痛や心因性疼痛などが複雑に関与している場合があるので，心身医学的な要因を含めて対応しなければならない．

①臨床症状
慢性痛であり多くの場合，持続性の鈍痛である．例えば，重苦しい痛みやズキズキした痛み，痛みとしびれ感が同時にあるなど訴えは多彩である．

②診察および診断
既往歴，常用薬，現病歴および現症を詳細に聴取し，心理テストも行う．各種検査を行い，器質的疾患を除外することが重要であるが，完全には除外できない場合もあり，診断を困難にしている．

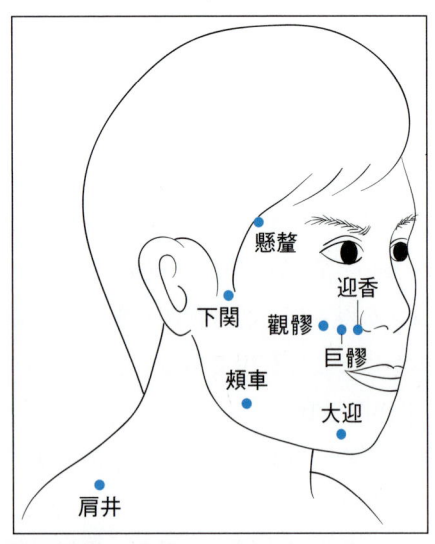

③治療法
器質的疾患や神経因性疼痛，心因性疼痛が関与している場合はその治療を優先する．原因が明らかでない場合，積極的な歯科治療は行わず保存的処置を原則とする．

a．薬物療法
抗うつ薬，抗不安薬を主として用いるが，安易に長期間投与は行わない．三環系抗うつ薬，選択的セロトニン再取込み阻害薬(SSRI)などが用いられる．漢方薬では加味逍遥散，立効散，柴胡桂枝湯などが用いられる．原因が炎症ではないことを確認するために最初に非ステロイド性消炎鎮痛薬（NSAID）を用いる場合がある[15]．

b．東洋医学療法
鍼治療が用いられる．使いきりで清潔な鍼を用いる．よく用いられる経穴としては，顔面部の迎香，巨髎，顴髎，大迎，頬車，下関，上肢の合谷，手三里などがある（**図Ⅵ-3, Ⅵ-4**）[15]．鍼を刺入した場合，鍼のひびき，すなわち得気が感じられることが重要である．得気には酸，脹，重，麻，快がある．酸とはなんともいえないいやな感じ，脹とは腫れた感じ，重とは重たくてだるい感じ，麻とはしびれた感じ，快とはとても気持ちがいいという感じである[15]．鍼の効果を増強させるため，鍼の刺入後，低周波通電器により通電することが多い．周波数2〜3 Hzで30分間，1週間に1回の頻度で行っている場合が多い．

c．レーザー治療
疼痛部位や星状神経節部に照射する．

d．トリガーポイント注射
疼痛を訴える部位に局所麻酔薬を注射する薬剤は主に1%リドカインを用いる．

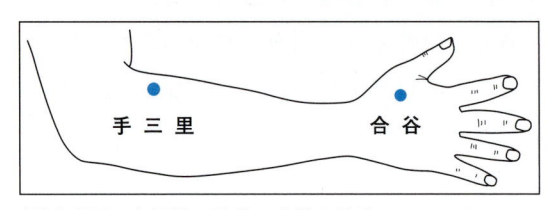

(鈴木長明：心因性口腔痛の病態と治療，ペインクリニック 23（5），628-634，2002．より引用改変)
図Ⅵ-3　顔面の経穴

(鈴木長明：心因性口腔痛の病態と治療，ペインクリニック 23（5），628-634，2002．より引用改変)
図Ⅵ-4　上肢の経穴

e. 星状神経節ブロック（89頁参照）
f. AC イオントフォレーシス（90頁参照）

局所麻酔薬（4％リドカイン）を浸潤させた化粧用コットンに，アルミホイルを被せた2個の自家製電極を疼痛部位の皮膚表面に粘着テープで固定し，50 Hz の正負双方向に振れるパルス波を用いて低周波治療器にて通電させる方法である[7,15]．

(2) Burning Mouth Syndrome（BMS）

口腔粘膜に器質的な異常所見が見当たらないにもかかわらず，「ヒリヒリ」「ピリピリ」「やけどをしたような感じ」などの疼痛を訴える疾患で，舌痛症も含まれ，40～50歳代の女性に多い[15]．

①臨床症状

灼熱感だけでなく，口腔乾燥感，味覚の変化を含め多様な口腔の症状を訴える．起床時は痛みがなく，夕方から夜にかけて症状は悪くなる．疼痛部位は舌前方 2/3，口蓋，口唇が多い．症状は自発的かつ持続的である．味覚変化としては持続する苦味や金属味，味覚感知の増強などで，食事中は症状が軽減するか消退することが多い[16]．

②診察および診断

既往歴，常用薬，現病歴および現症を詳細に聴取し，味覚検査，血液検査，口腔カンジダ症などの口腔の真菌検査，心理テスト，画像検査，ガムテストなどによる唾液量採集などを行う．糖尿病，降圧薬（ACE 阻害薬）の服用，逆流性食道炎，局所の外傷などの可能性も考慮に入れる．さらに義歯材料や充填物の金属による過敏症，隠れた貧血ならびにビタミン B_{12}，B_6，葉酸，鉄および亜鉛の欠乏なども検討する．

味覚異常としては，口の中に何もないのに苦味や塩味を感じる自発性異常味覚や，特定の味覚だけわからない解離性味覚障害などがある．また，舌の突出癖や歯ぎしりなどの口腔習癖，口腔の灼熱感を誘発する場合もある．更年期の女性に多いことから，ホルモンの変化も病因と考えられている．また，BMS 患者の熱刺激に対する舌背粘膜痛覚閾値の測定では閾値が低下しており，その原因として心因性因子の関与が考えられている[17]．

③治療法

糖尿病や高血圧，精神疾患などの全身疾患はその治療を優先させる．

a. 薬物療法

抗不安薬，抗うつ薬，唾液分泌促進薬，加味逍遥散，柴胡桂枝湯などの漢方薬が用いられる．また，不足している亜鉛，鉄，ビタミン B_{12}，B_6，葉酸などの各栄養成分を摂取させる．疼痛部位に白色ワセリンといった口腔用軟膏や表面麻酔薬の塗布を行うこともある．

b. 心理療法

心理的要因が関与する場合は心理療法を併用する．

c. その他

鍼治療，レーザー治療，トリガーポイント注射，星状神経節ブロックなどを行う．

3. 麻痺性疾患

1）顔面神経麻痺

(1) 分類

顔面神経が傷害された部位により中枢性と末梢性に分類される．

①中枢性

橋に存在する顔面神経核より中枢側の障害によって生じるもので，原因としては脳腫瘍，出血や梗塞などの脳血管障害，ウィルス疾患があり，それらに伴って発症する．

②末梢性

末梢性の顔面神経麻痺の原因には先天性疾患，感染性疾患，腫瘍，中毒，頭部・顔面部の外傷や手術などがある．感染性疾患では，脳炎や脊髄炎，急性・慢性中耳炎，ムンプス，単純疱疹および帯状疱疹（Ramsay Hunt 症候群）がある．特に耳介の水疱，めまい，耳鳴りなどの耳症状を伴う Ramsay Hunt 症候群では，水疱帯状疱疹ウィルスの再帰感染であり，三叉神経領域にも帯状疱疹を併発することがある．

顔面神経の分枝は，顔面筋の運動，味覚，耳小

骨筋反射，涙液分泌の機能を支配しており，障害された神経分枝により機能障害が決定する．末梢性顔面神経麻痺の多くは，側頭骨の顔面神経管内で顔面神経に障害が生じ発症する．これをベル麻痺と呼ぶ．

(2) 臨床症状

①中枢性

顔面下部の筋が麻痺する．橋内顔面神経核の障害では末梢性の症状を有する．脳腫瘍による圧迫では発症は緩やかであり，脳血管障害では四肢の麻痺を伴うことが多い．

②末梢性

前額のしわ寄せができないことが中枢性との違いで，突然，発症する．顔面の非対称，眼瞼下垂，閉眼不能，聴覚過敏，鼻唇溝の消失，人中の健側への偏位，味覚障害，涙分泌の亢進・低下，乳突部や頬部の疼痛，口角虚脱，口笛運動不能などが生じる．

(3) 診察と診断

顔面神経の障害部位を把握することが重要であり，顔面神経学会の点数評価が有用である．顔面神経麻痺の評価項目は①安静時の非対称，②前額のしわよせ，③軽い閉眼，④強い閉眼，⑤まばたき，⑥片眼つぶり（ウィンク），⑦鼻翼を動かす，⑧「イー」と歯をみせる，⑨口をへの字にまげる，⑩口笛運動の10項目である．

これらの10項目について健側と患側に明らかに差がない場合4点，筋緊張と運動性が減弱している場合2点，筋緊張と運動性の喪失している場合0点の3段階で評定し，合計点で麻痺の程度を判定する方法である[1]．

検査は味覚障害ではろ紙ディスク法，涙分泌ではSchirmerテストろ紙，聴覚過敏（アブミ骨筋神経反射）ではインピーダンス測定を行う[2]．Ramsay Hunt症候群では耳鳴り，めまい，難聴などの耳症状と患側耳介の水疱形成を伴い，水痘・帯状疱疹ウィルスの抗体価上昇がみられる．

(4) 治療法

①薬物療法

顔面神経管内の神経浮腫を軽減するため，プレドニゾロンなどのステロイド薬を用いる．また，水痘・帯状疱疹ウィルスの抗体価上昇が認められる場合は抗ウィルス薬を投与する．さらに神経賦活薬，ビタミン薬，血流改善薬も用いられる．

②神経ブロック

末梢循環の改善を目的として，星状神経節ブロックを行うことも多い．

③理学療法

a．鍼通電療法

麻痺の強い部分の経穴または運動点（Motor point）に鍼を刺入する．低周波治療器を用いてプラスのプレート電極を足底部に固定し，マイナスのプレート電極を顔面にあて，3Hz程度の低周波数で痛みを訴えない程度の電気刺激で患部の筋肉が収縮する部位を探す．この部位が運動点で，3〜4カ所探しだして鍼を刺入し，30分程度，低周波通電を行う．運動点が見つからない場合は，麻痺の強い部分の経穴を用いる[1]．

b．その他

赤外線やレーザー照射，マッサージなどが行われる．

2）三叉神経麻痺

(1) 病因

中枢性では聴神経腫瘍などの頭蓋内の腫瘍や多発性硬化症などが原因としてあげられる．末梢性では腫瘍，外傷，歯科治療が原因となる．歯科治療では，抜歯や抜歯窩掻把，インプラント，顎矯正手術，嚢胞摘出術，根管治療，下顎孔伝達麻酔などによる神経損傷が考えられる．

(2) 臨床症状

①知覚障害

三叉神経領域に知覚麻痺が発症するが，損傷の程度により知覚が全く消失した知覚麻痺から正常より低下している知覚鈍麻，さらに通常では痛みを生じることのないような軽い刺激により疼痛が生じるアロディニア（Allodynia），すなわち痛覚過敏やこわばりのような不快感までさまざまである．神経損傷は損傷の程度により非退行性神経マヒであるニューラプラキシア（Neuraplaxia），

退行性神経マヒである軸策断裂（Axonotmesis），さらに神経断裂（Neurotomesis）の3つに分類される．いずれの場合も受傷後に知覚麻痺が起こるが，損傷の程度により上記の臨床症状が発現し，その鑑別は困難である．

②運動障害

咀嚼筋の運動麻痺が発現するが，頻度は非常に低い．

(3) 診察と診断

麻痺が広範囲にみられる場合は，中枢性の麻痺が疑われる．末梢性の麻痺では，知覚麻痺の程度を調べるため感覚検査を行う．感覚検査には触覚・痛覚検査，振動覚，2点弁別，温度感覚がある（85頁参照）．

(4) 治療法

薬物療法として，ステロイド薬，ビタミンB製剤，ATP製剤が用いられる．理学療法には，鍼通電療法が中心に行われる．麻痺の強い部分の経穴数カ所に針を刺入し，周波数2〜3Hzで30分程度通電を行う．その他に，赤外線やレーザー照射，マッサージなどを行う．

(5) 予後

今村らは1カ月以内に受診した新鮮例で感覚鈍麻以外の症状のない症例では予後は良好であるが，アロディニア，すなわち痛覚過敏を呈した症例では予後が不良であると報告している[18]．また，2週間以内に触覚が回復しない症例や疼痛性知覚障害を呈する症例は後遺症を残す可能性が高い[3]．

（嶋田昌彦）

■文　献

1) 鈴木長明：顎顔面口腔の痛み，海野雅浩他編，歯科麻酔学第5版，513-526，医歯薬出版，東京，1997.
2) 今村佳樹：ペインクリニック，海野雅浩他編，歯科麻酔学第6版，516-541，医歯薬出版，東京，2003.
3) 神野成治：口腔領域のペインクリニック―（上）下歯槽神経麻痺を中心に―，日本歯科評論 745：135-144，2004.
4) 小川節郎：診察法，弓削孟文他編，ニューロパシックペインの今，12-16，文光堂，東京，2002.
5) 和嶋浩一：口腔顔面領域の神経痛と治療，ペインクリニック　23（5）：611-619，2002.
6) 今村佳樹：口腔顔面領域の神経因性疼痛，ペインクリニック　26（8）：1097-1103，2005.
7) 芝地貴夫，川島正人，真秀重成，戸田一雄，鈴木長明：交通事故による顔面痛にACイオントフォレーシスを応用した1症例―ACイオントフォレーシス―，慢性疼痛　21（1）：35-38，2002.
8) 今村佳樹：慢性口腔痛の考え方，ペインクリニック　23（5）：620-627，2002.
9) 井川雅子，今井　昇，山田和男：OFP　口腔顔面痛を知る，165，クイッテッセンス出版，東京，2005.
10) The American Psychiatric Association（高橋三郎，他訳）：DSM―IV精神疾患の分類と診断の手引，177-182，医学書院，東京，1998.
11) 鈴木長明：心因性口腔痛の病態と治療，ペインクリニック　23（5），628-634，2002.
12) 川島正人，真秀重成，芝地貴夫，川口哲司，戸田一雄，鈴木長明：心理的要因が大きく関与した口腔・顎・顔面痛に対する自律訓練法の応用，日歯麻誌　29（2）：207-212，2001.
13) 川島正人，真秀重成，芝地貴夫，川口哲司，戸田一雄，海野雅浩，鈴木長明：音楽が口腔，顎，顔面部の痛みに及ぼす影響，日歯麻誌　30（3）：299-304，2002.
14) 川島正人，真秀重成，芝地貴夫，山崎陽子，鈴木長明，戸田一雄，：慢性口腔・顎・顔面痛患者を対象とした疼痛教室の試み，慢性疼痛22（1）：75-79，2003.
15) 鈴木長明：歯科外来におけるペインクリニックについて，口病誌72（1）：1-6，2005.
16) Miriam G et al. :Burning Mouth Syndrome, American Family Physician 65（4）：615-620，2002.
17) 芝地貴夫，山崎佐保里，中野雅美，前田　亮，川島正人，真秀重成，戸田一雄，鈴木長明：Burning Mouth Syndrome患者の舌背粘膜における熱刺激による痛覚閾値の検討―BMS患者の舌背粘膜痛覚閾値―，慢性疼痛　23（1）：125-128，2004.
18) 今村佳樹，坂本英治，椎葉俊司，岩本将嗣，河原博，安坂将樹，田原史子，中島亨彦，福田仁一，仲西　修：歯科治療後にみられる知覚異常の予後診断に関する研究―自覚症状について―，日歯麻誌　28（1）：20-26，1999.

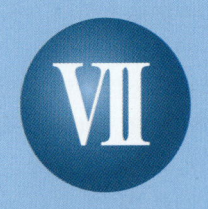

VII 心肺蘇生法（救急蘇生法）

1. 心肺蘇生法とは

1）心肺蘇生法の国際標準

心肺蘇生（Cardiopulmonary Resuscitation；CPR）と緊急心血管治療（Emergency Cardiovascular Care；ECC）の方法には，国際的な蘇生ガイドラインが決まっている．現在の蘇生ガイドラインは2005年に発表されたもの（心肺蘇生法と緊急心血管治療のための国際ガイドライン2005）によっている．

もともと心肺蘇生法の基準は，1974年以来，アメリカ心臓協会（American Heart Association；以下AHA）により決められていたが，2000年のガイドラインから国際蘇生連絡協議会（International Liaison Committee on Resuscitation；ILCOR）によって作成され，アメリカ国内の基準から国際的な基準になっている．

2005年にAHAはILCOR会議を開催した．この会議でCPRとECCにおける科学と治療勧告について国際カンファレンスを行い，その内容が同年11月発行のCirculation誌，Resuscitation誌，Pediatrics誌に同時に発表された．

これもとに，各国がそれぞれの実情にあわせたガイドラインを作成した．アメリカはAHAが，ヨーロッパはヨーロッパ蘇生協議会（European Resuscitation Council）が，また日本は日本蘇生協議会が作成している．日本蘇生協議会は，日本蘇生学会，日本循環器学会，日本麻酔科学会，日本歯科麻酔学会など，心肺蘇生法に関連した国内の学術団体により構成されている．各国のガイドラインは，細かいところでは微妙に異なっているので，注意が必要である．

2）心停止と救命の連鎖

突然の心停止は，死亡の主要な原因である．多くの場合，心停止の過程で心室細動（Ventricular Fibrillation；VF）となっているが，卒倒してから5分以内に除細動を行えば，蘇生の成功率は高い．しかし119番通報をしてから救急車が到着するまでに通常は6分以上かかるため，生存率を高めるには歯科医師や歯科医療従事者がCPRの訓練を受け，自動体外式除細動器（Automated External Defibrillator；AED）による除細動をただちに行う必要がある．

救命処置には，CPRおよびAEDの使用を中心とした一次救命処置（Basic Life Support；BLS）と，投薬や気管挿管など，歯科麻酔科医など蘇生の専門家が行う二次救命処置（Advanced Life Support；ALS）に分かれている．

2. 一次救命処置（Basic Life Support；BLS）

1）成人のBLS

成人のBLSは，**図VII-1**のアルゴリズムに従って行われる．これを行うには，きちんとした指導者のもとで，適切な受講生：指導者比の実技講習をあらかじめ受講しなければならない．本を読んだりDVDを見ただけでは適切な救命処置はできない．

VII 心肺蘇生法

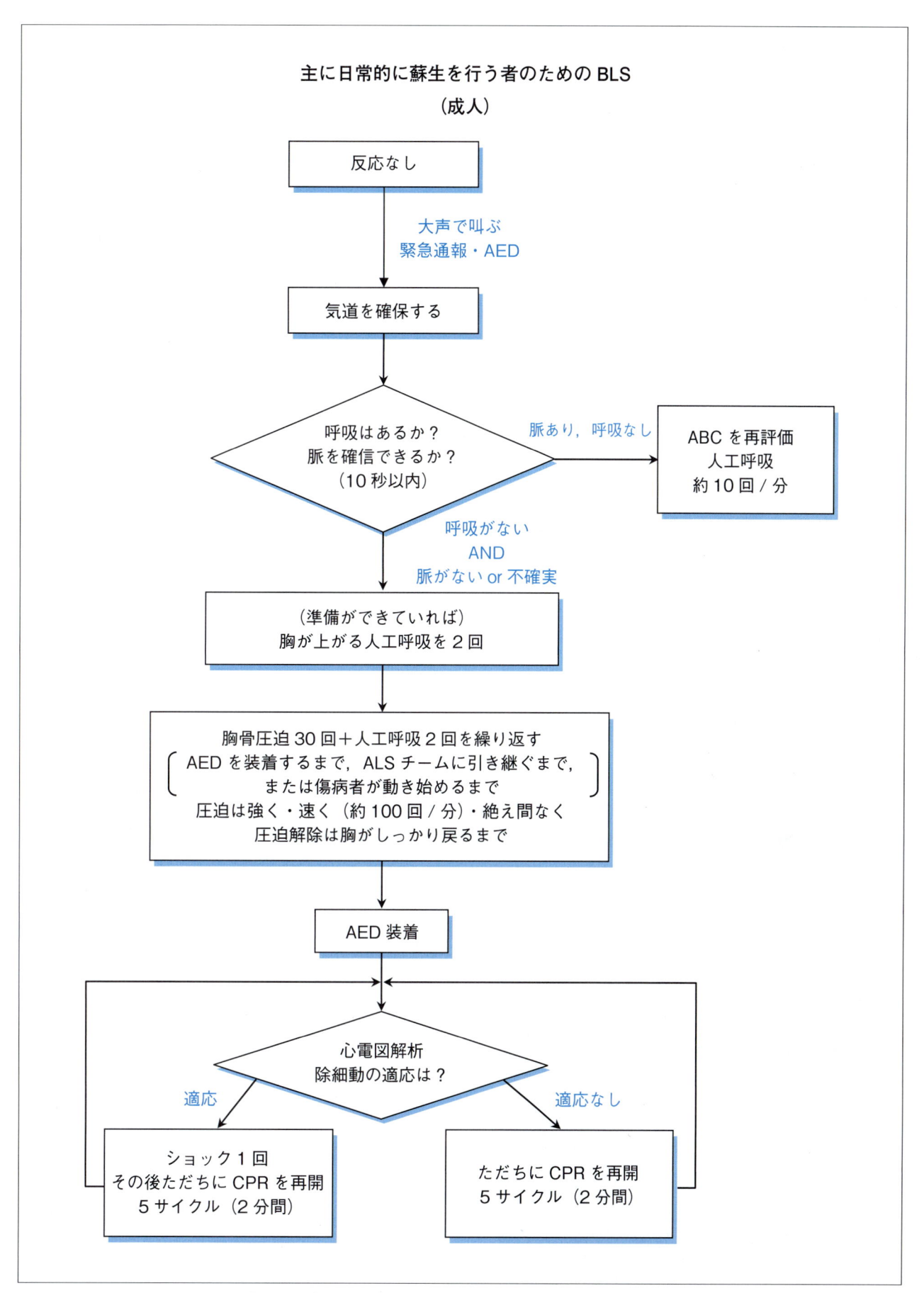

主に日常的に蘇生を行う者のためのBLS
（成人）

```
┌─────────────┐
│   反応なし   │
└──────┬──────┘
       │ 大声で叫ぶ
       │ 緊急通報・AED
       ▼
┌─────────────┐
│ 気道を確保する │
└──────┬──────┘
       ▼
   ◇呼吸はあるか？      脈あり，呼吸なし    ┌──────────────┐
   ◇脈を確信できるか？ ─────────────────→ │ ABCを再評価  │
   ◇（10秒以内）                           │ 人工呼吸     │
       │                                   │ 約10回/分    │
       │ 呼吸がない AND                     └──────────────┘
       │ 脈がない or 不確実
       ▼
┌────────────────────────┐
│ （準備ができていれば）   │
│ 胸が上がる人工呼吸を2回  │
└──────┬─────────────────┘
       ▼
┌─────────────────────────────────────────────┐
│ 胸骨圧迫30回＋人工呼吸2回を繰り返す              │
│ ｛AEDを装着するまで，ALSチームに引き継ぐまで，   │
│   または傷病者が動き始めるまで｝                 │
│ 圧迫は強く・速く（約100回/分）・絶え間なく       │
│ 圧迫解除は胸がしっかり戻るまで                   │
└──────┬──────────────────────────────────────┘
       ▼
┌─────────────┐
│  AED装着    │
└──────┬──────┘
       ▼
   ◇心電図解析
   ◇除細動の適応は？
   適応 │          │ 適応なし
       ▼          ▼
┌─────────────┐ ┌─────────────┐
│ ショック1回  │ │ ただちにCPRを │
│ その後ただちに│ │ 再開          │
│ CPRを再開   │ │ 5サイクル     │
│ 5サイクル   │ │ （2分間）     │
│ （2分間）   │ │               │
└─────────────┘ └─────────────┘
```

図VII-1 成人の一次救命処置の手順（日本救急医療財団原図）

(1) 反応の確認

歯科治療中に患者が急変すれば，まず患者の反応を確かめる．その現場が安全でなければ，周囲の安全を先に確認する．患者の反応は，患者の両方の肩を軽くたたき，「大丈夫ですか」などと大声でたずねる．この時，あまり強く揺すらないようにする．

反応がなければ，ただちに救急システムへの通報を行う．近くにいるスタッフに119番通報させ（病院などであれば院内救急システムを立ち上げさせる），またAEDが身近にあれば，AEDをもってくるように頼む．このような緊急事態を想定し，あらかじめ準備しておく．例えば119番通報して救急隊に診療所の位置が適切に伝えられるように，あらかじめ紙に書いて電話のそばに貼っておくこと，近くにAEDを設置しておくこと，スタッフが手順を熟知していることなどである．

周囲に誰もいない場合，急変の原因が心停止かどうかで通報のタイミングが異なる．心停止患者では除細動をできるだけ早く行うことが求められるので，通報を最初に行わなければならない．例えば，反応がなくなるのが目撃されたのであれば，心停止の可能性が高いので，ただちに通報する．印象材が上気道に詰まった場合など呼吸器系のトラブルの場合は，通報よりも約2分間のCPR（胸骨圧迫と人工呼吸を5サイクル）が優先されるので，約2分間のCPRの後に通報する．成人の場合は急変の原因が心停止であることが多いので，最初に通報するのが原則であり，小児や乳児の場合は急変の原因が外傷や窒息が多いので，通報は約2分間のCPRの後に行うのが原則である．以上は救助者が一人の場合で，周囲にスタッフがいれば，その者にただちに通報させる．心停止患者は心室細動の場合が多く，除細動を早期に行うことが不可欠なので，AEDをただちに取り寄せ，装着する．

(2) 気道の確保

CPRを行うために，患者を硬い床の上に，仰臥位で寝かせる．デンタルチェア上でCPRを行うか，床の上に降ろすかは，スタッフの人数や状況により判断する．

次いで頭部後屈－あご先挙上法により気道を開放する（図Ⅶ-2）．頭部後屈－あご先挙上法は，額に手をおき，あご先を2本指でもち上げることにより気道を確保する方法である．意識を失った患者を仰臥位にしておくと，舌根が咽頭後壁についてしまう舌根沈下という状態になる（図Ⅶ-3）．この状態

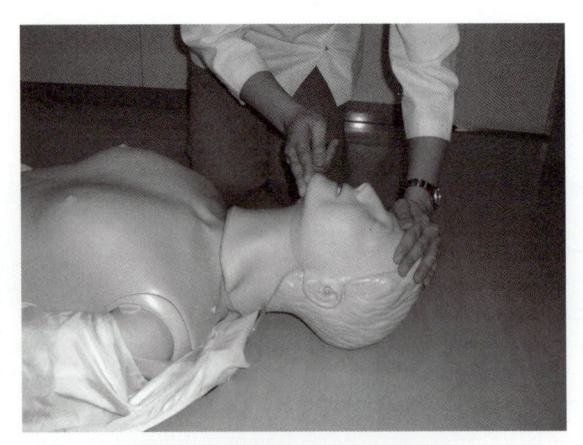

図Ⅶ-2　頭部後屈－あご先挙上法
額に自然に手を置き，反対の手であご先を挙上する．あごに当てる手は骨に手を当て，軟組織を圧迫しないように注意する．

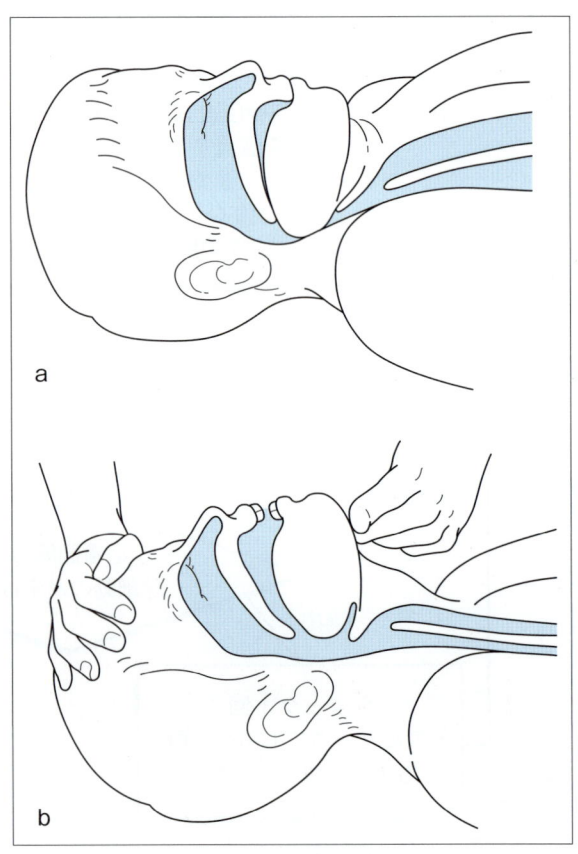

図Ⅶ-3　舌根沈下
a：意識を失うと，舌根が咽頭後壁についてしまい，気道がふさがれる．
b：頭部後屈－あご先挙上法によって気道が開通する．

から気道を開放させるには，頭部後屈―あご先挙上法が最適である．

頸部損傷の疑われる患者は，下顎挙上法により気道を確保する．下顎挙上法は技術が必要なので，十分に気道が確保できなければ頭部後屈―あご先挙上法を行う．気道を確保して十分な換気を行うことが最優先事項だからである．頸椎を固定するために使う頸椎カラーは気道管理を困難にし，頭蓋内圧を亢進させる可能性がある．

(3) 呼吸と脈の確認

気道を確保しながら，呼吸と脈の確認を行う．この確認は10秒以内に行う．

呼吸の確認は，みて，聞いて，感じて行う（図Ⅶ-4）．みるというのは胸の動きをみることであり，聞くというのは呼吸の音を聞くことであり，感じるというのは頬に呼吸の風を感じることである．したがって，患者の胸をみながら耳を鼻元に近づけることが大切である．

ここで判断するのは，正常な呼吸があるかどうかである．心停止直後数分間にみられる，あえぎ呼吸（死戦期あえぎ呼吸）は正常な呼吸ではない．反応のない患者に散発性のあえぎ呼吸がみられた場合は人工呼吸を行う．これを「呼吸している」と勘違いしないように注意する．また気道確保が適切でないために，正常な呼吸があるかを確認できない場合もあるので，注意する．

呼吸の確認と同時に脈の確認を行う．脈の確認は頸動脈の拍動の有無をみる．頸動脈は胸鎖乳突筋の内側にある．しかし，脈の確認は，救急蘇生の専門医でない限り非常に困難で，一般市民の場合は1割，医療従事者の場合は4割しか脈拍を触知できないといわれている．このために脈の確認はさほど重要ではない．一般市民は，反応のない傷病者に呼吸がなければ，心停止を疑って胸骨圧迫を行う．医療従事者にとっても，脈拍のあるなしの判断は困難であり，確認に10秒以上かけず，脈が不明なときはただちに胸骨圧迫を開始する．脈のある者に対して胸骨圧迫をした場合の悪影響については明確ではなく，行うことは禁じられていない．

呼吸があって脈もあれば観察を続ける．呼吸がな

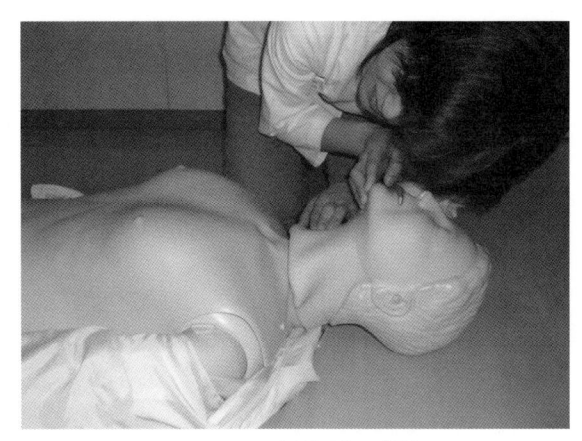

図Ⅶ-4 呼吸と脈の確認
呼吸と脈を10秒以内に確認する．気道の確保はあご先挙上で行う．

く脈があれば，次の人工呼吸を5～6秒に1回行う．

(4) 人工呼吸

呼吸のない患者，あるいは呼吸の弱い患者には，人工呼吸は2回，それぞれ1秒かけて行い，胸の上がりがみえるように口対口，口対鼻，マスクなどで十分な量を吹き込む．人工呼吸の際は，気道の確保を確実に行うことが大切である．

口対口人工呼吸は，額に手を自然に置き，反対の指2本であご先をもち上げる頭部後屈―あご先挙上法を行いつつ，額においた手で患者の鼻をつまむ．大きな口を開けて患者の口に当て，胸をみながら息を吹き込む（図Ⅶ-5）．この時，吹き込みすぎると胃に空気が入るので，通常の呼気（一回換気量程度）を吹き込む．口対口人工呼吸がうまくいかない原因は，不十分な気道確保（あご先を十分に上げていない），不十分な鼻の閉塞，不十分な開口，の3点に集約される．1回吹き込んでも胸が上がらないときはこれら3点，特に不十分な開口を確認して2回目の吹き込みを行う．2回目に吹き込みがうまくいかないときは，そのまま胸骨圧迫などの次のステップに進み，人工呼吸に10秒以上を費やさない．

口対口人工呼吸・口対鼻人工呼吸に際しては，感染防御のためにフェイスシールド（図Ⅶ-6）を用いる．口対口・口対鼻人工呼吸により感染が起こる可能性は低いが，重症急性呼吸器不全症候群（SARS）など非常に伝染性の高い病原体があるこ

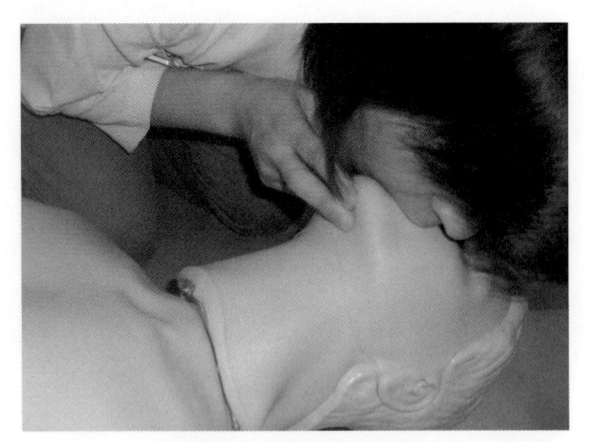

図Ⅶ-5 口対口人工呼吸
実際にはフェイスシールドなどの感染防御の器具を用いて行う．あご先をきっちりと上げ，鼻をつまみ，口を大きく開ける，という3点が大切である．深呼吸せずに，普通の呼吸で患者に呼気を吹き込む．

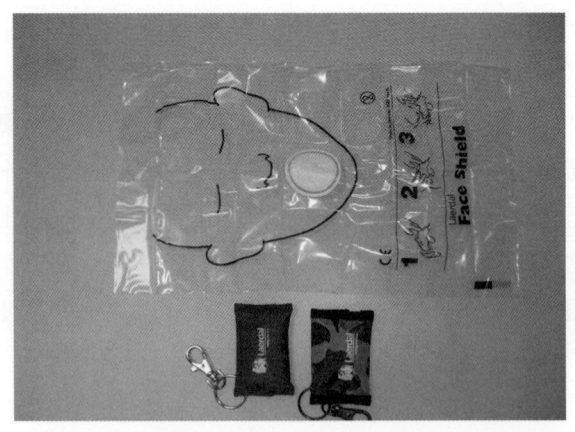

図Ⅶ-6 フェイスシールド
使い捨てタイプで，図中下のような小さいケースに入っている．もち運びには便利だが，患者が嘔吐や出血をしたときには使いづらい．

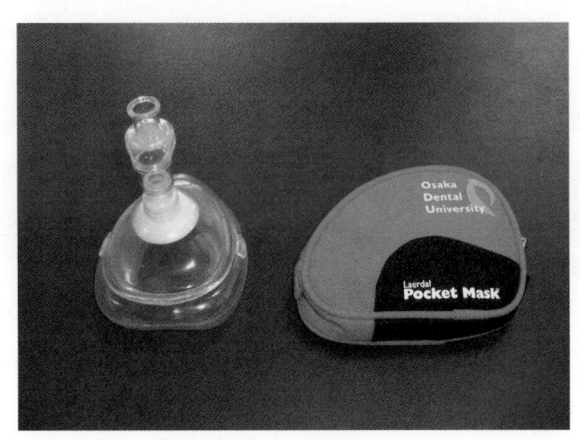

図Ⅶ-7 フェイスマスク
ポケットマスクなどの商品名で販売されている．吸い口のところに一方弁がついており，患者が出血や嘔吐しても感染の危険が少ない．右のケースに入れると多少かさばるものの，常に携帯することが可能である．

とも事実なので，適正な防護具の使用は必要である．したがってフェイスシールドなど感染防御器具がないときは，人工呼吸の準備ができていない場合とみなされ，人工呼吸を省略してもよい．

成人の口対鼻人工呼吸は実施可能であり，安全で，かつ効果的であることが示唆されていて，口対口人工呼吸の代替手段として許容されている．また喉頭切除術を受けた患者では，小児用フェイスマスクによって切開孔を閉鎖して換気する．

フェイスシールドは，患者が口から出血したり嘔吐したときの感染対策としては不十分である．そこでフェイスマスク（図Ⅶ-7）を用いた人工呼吸が推奨されている．フェイスマスクはポケットマスクという商品名などで発売されており，医療従事者は常にもち歩くべきである．

フェイスマスクは，患者の側方から用いるときは，頭側の手をマスク全体に当てて，足側の拇指と示指であご先をもち上げ，マスクを顔に密着させ2回，それぞれ1秒かけて呼気を吹き込む（図Ⅶ-8-a）．口対口よりもフェイスマスクを用いた人工呼吸のほうが，人工呼吸が容易といわれている．口対口人工呼吸同様，胸が確実に上がるまで吹き込むが，吹き込みすぎにも注意する．

フェイスマスクよりも感染の危険がない換気器具として，バッグマスク（図Ⅶ-8-b）がある．バッグマスクはさらに酸素を吸入させられるという利点もある．バッグマスクはバッグバルブマスク，アンビューバッグなどとも呼ばれる．

マスクを顔面に密着させ，同時に気道を確保して換気をする．このとき，第Ⅰ指（拇指），第Ⅱ指（示指）でCを作ってマスクを顔面に密着させ，第Ⅲ指（中指）以下を下顎骨にEの形で当てて下顎を挙上させるE-C法が推奨される（図Ⅶ-8-c）．なお初心者にはマスクの保持と同時に気道を確保するのは難しいので，両手でE-C法を行い，バッグ換気を他の人に行ってもらうのがよい（図Ⅶ-8-d）．バッグマスクにリザーバーをつけ，酸素を毎分10l以上流すことにより，患者には100％酸素を供給できる．

バッグマスクによる換気では，過換気にしてしま

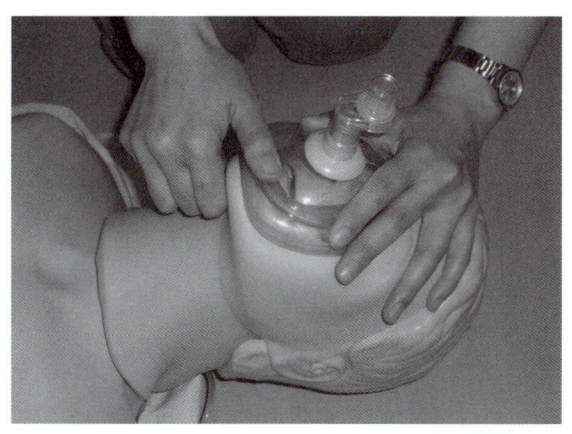

図Ⅶ-8-a 側方からのフェイスマスクの使用法
フェイスマスクは鼻の付け根にマスクのとがった部分が合うように顔面に密着させる．頭側の手でマスクを顔に密着させ，第Ⅰ指（拇指）と第Ⅱ指（示指）であご先をもち上げる．呼気を吹き込む際は，深呼吸せずに普通の呼吸で吹き込む．

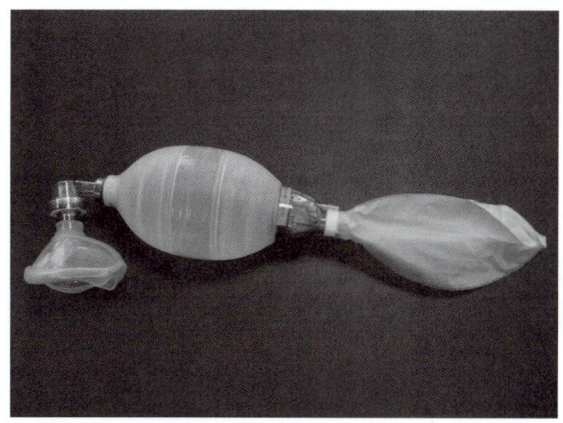

図Ⅶ-8-b バッグマスク
バッグバルブマスク，アンビューバッグとも呼ばれる．写真のようにリザーバーを忘れずにつける．1分間に10 l 程度の酸素を流すと，純酸素を患者に供給できる．

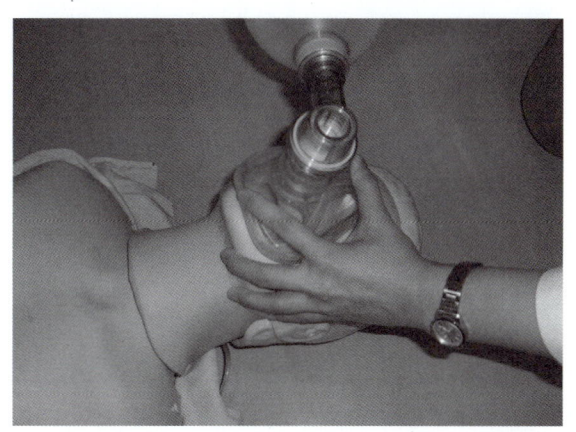

図Ⅶ-8-c 片手でバッグマスクによるEC法
マスクを第Ⅰ指（拇指），第Ⅱ指（示指）でCを作って顔面に密着させ，第Ⅲ指（中指）以下を下顎骨にEの形で当てて下顎を挙上させるE-C法が推奨される．

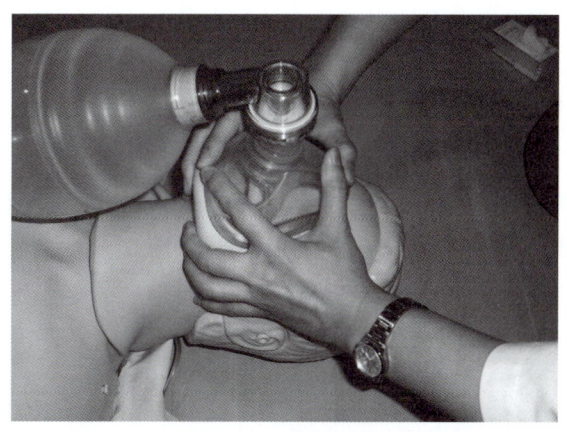

図Ⅶ-8-d 両手でバッグマスクによるEC法
両手でE-C法を行う．

うことが多いので，換気回数と1回換気量が多くならないように注意する．1回換気量は500 ml程度でよいが，成人用のバッグマスクのバッグ容積は約1,500 mlある．

(5) 胸骨圧迫

胸骨圧迫は，心臓マッサージあるいは胸骨圧迫心臓マッサージとも呼ばれ，胸骨の下半分をリズミカルに圧迫することにより行う（**図Ⅶ-9，10**）．適切な胸骨圧迫を行うことが蘇生率を向上させる鍵であり，最も大切なことである．適切な胸骨圧迫とは，4～5 cmの深さで圧迫し，胸壁が十分戻るようにし，圧迫時間比（圧迫と解除の比率）が50％で100回/分の速さで行うことをいう．また人工呼吸などによる胸骨圧迫の中断を最大でも10秒以内と最小限にすることが大切である．圧迫を担当する者は，可能であれば頻繁に交代する．長時間の圧迫は救助者を疲弊させ，疲労は妥当な圧迫を供給できなくする恐れがあるからである．

胸骨圧迫を行うには，硬い板の上に患者を寝かせるか，硬い板を背中に敷く．心停止の患者は仰臥位でバックボードや床などの硬い場所に寝かせることで，最大限に効果的な胸骨圧迫が可能となる．デンタルチェア上がよいかは一概には決められないが，降ろすことのできる人手とスペースがあるなら，降ろしたほうがよい．

救助者は患者の横に立ち，患者の乳頭と乳頭を結んだ線と正中線の交点を圧迫する．利き手の手のひらのつけ根を胸部の乳頭間の中央にある胸骨上に置き，もう一方の手のひらのつけ根を最初の手の甲に

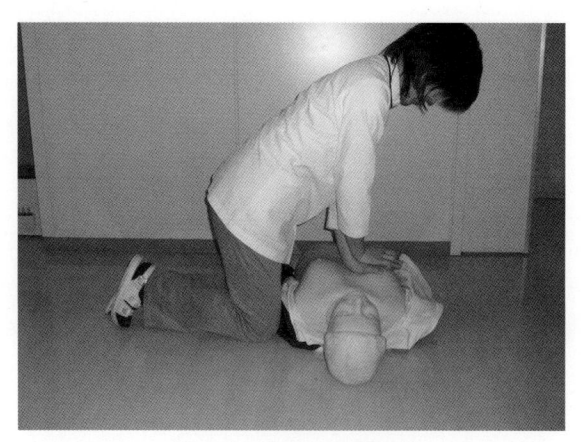

図Ⅶ-9 成人の胸骨圧迫
救助者は患者の横に立ち，4～5cmの深さで圧迫し，胸が十分戻るようにし，100回/分の速さで行う．

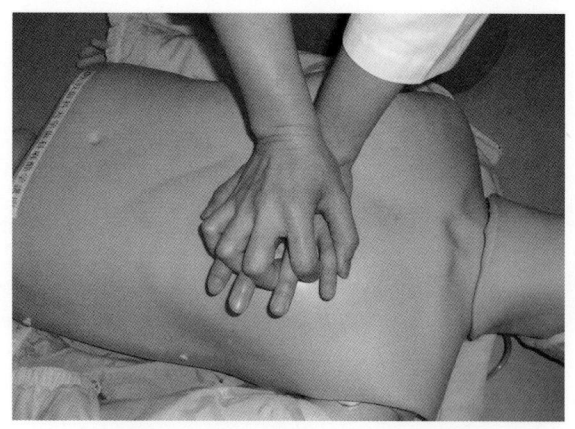

図Ⅶ-10 成人の胸骨圧迫の手の位置
患者の乳頭と乳頭を結んだ線と正中線の交点を圧迫する．手のつけ根（掌）のみに力を入れ，指先に力を入れないように注意する．

おいて両手が平行に重なるようにする．

胸骨を4～5cm沈むように圧迫し，それから胸壁が元の位置に戻るようにする．これを1分間に100回の速さで繰り返す．

胸骨を4～5cm圧迫することにより最大収縮期動脈圧は60～80mmHgとなる．もっとも，拡張期圧が低いので，平均頸動脈圧が40mmHgを超えることはない．疲労により胸骨圧迫の深さと速さが不十分となるので，疲労を感じたら適時，他の救助者と交代し，最大でも5サイクルを超えて行なうべきではない．胸壁が完全に元の位置に戻る（リコイル）まで腕の力を抜くことは，静脈血が心臓に戻るためには必須である．

1分間当たりの胸骨圧迫の回数は約100回で行うが，実際の圧迫回数は人工呼吸による中断でさらに少なくなる．したがって人工呼吸による胸骨圧迫の中断は10秒以内にとどめる．

2000年のガイドラインでは，胸骨圧迫と人工呼吸の比率は15：2であったが，2005年のガイドラインでは30：2となった．これまでの研究結果をふまえ，圧迫回数を増やし，胸骨圧迫の中断を最小限にし，指導方法を単純化するために変更された回数比で，乳児，小児，および成人の患者に対して救助者が一人のときは，30対2という1種類の胸骨圧迫：換気比が推奨された．

また感染防護が十分にできていなければ，人工呼吸を省略して胸骨圧迫のみでもよい．短時間ではあるが，胸骨圧迫と人工呼吸の組み合わせと胸骨圧迫

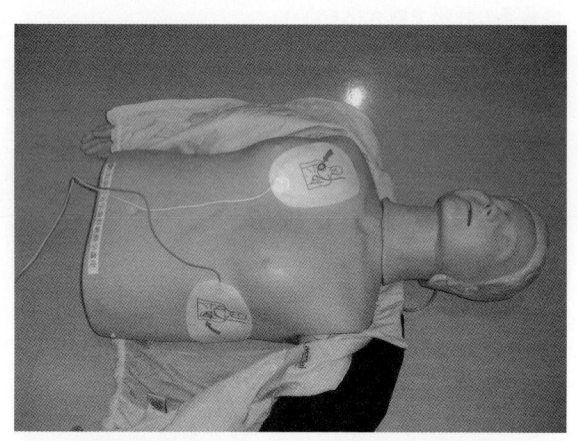

図Ⅶ-11 AEDのパッドを装着したところ
パッドに貼る位置が印刷してあるので，その通りに貼る．1枚は右前胸部，もう1枚は左側胸部に貼る．直接皮膚に貼らなければ効果はない．間違えて服の上から貼らないように注意すること．

だけの比較で生存率に差はなかったとする報告と，胸骨圧迫だけのCPRは何もしなかった場合よりも生存率が高かったとする報告があるからである．

胸骨圧迫による合併症として骨折が起こる可能性がある．しかしCPRは心停止から救命するために実施されるのであり，容認し得るとされている．

(6) AED装着

自動体外式除細動器（Automated External Defibrillator；AED）が届いたら，AEDの電源を入れ，パッドを装着する（**図Ⅶ-11**）．AEDは心電図を自動解析し，除細動の適応であれば自動的に除細動を行う機械である．

AEDの操作方法は，メーカーによって異なるが，原則的には最初に電源を入れ，あとはAEDの指示

通りに行えばよい．電源はAEDの蓋を開けると自動的に入るものや，ボタンを押すものなどがある．電源を入れると音声ガイダンスがはじまる．

次いでパッドを袋から取り出し，粘着面を患者に装着する．パッドには成人用パッド（8歳以上）と小児用パッド（1歳以上8歳未満）があるので，年齢に応じたものを使う．小児専用パッドは小さく，また流れるエネルギー量が小さくなっている．小児用パッドが手元になく，電気ショックが必要と思われる状況では，成人用パッドを使用する．成人に小児用パッドを貼るのは通電量が少ないので禁忌である．パッドに貼付位置が図示されているので，1枚は右前胸部に，1枚は左側腹部にそれぞれ皮膚に直接，浮かないようにしっかりと貼る．このとき，間違って逆に貼っても問題はない．次いでパッドのコネクタをAEDに接続するが，あらかじめAEDに接続されている機種もある．パッドがきちんと貼付されていなかったり，コネクタが接続されていないと，音声ガイダンスによりアナウンスされる．パッドが貼付されると，AEDは心電図解析を開始する．機種によっては解析ボタンを押さなければならないものもある．

AEDを使用する場合，注意しなければならない状態は以下の5種類である．

①濡れている患者

　水で溺れた場合などのほか，心筋梗塞で大量の汗をかいていることもある．濡れた患者の場合，そのままでは皮膚表面を電流が流れてしまうので，パッドを貼る位置を中心に，胸の前面を拭いてからパッドを貼る．

②胸毛の濃い患者

　胸毛によりパッドが浮いてしまうと，AEDは「パッドをしっかりと貼ってください」などというアナウンスを繰り返し，心電図解析に進まないので，しっかりとパッドを胸に押しつける．また貼るときに胸毛を避けて，右側胸部にパッドを貼ってもよい．しっかりとパッドを胸に押しつけても浮いてしまうなら，パッドを剥がして胸毛を剃り，次いで新しいパッドを貼る．このとき一度剥がしたパッドは粘着力が低下するので，新しいパッドを用いる．パッドを剥がしたときに胸毛がついて取れるときもある．これらのために，パッドは2組用意し，またカミソリあるいは脱毛テープをAEDのそばにおいておく．

③ペースメーカーや埋め込み式除細動器（ICD）が入っている患者

　ペースメーカーやICDは鎖骨の下方の皮下に埋め込まれる．通常は左だが，左利きの患者などでは右に埋め込むこともある．そのような皮膚のふくらみがパッドを貼る位置にあれば，パッドは3cm以上，ふくらみから離して貼付する．離しさえすれば，ペースメーカーやICDはAEDの妨げにならない．

④皮膚貼付薬がパッドを貼る位置にある場合

　パッドは全面で皮膚と接していなければならないので，皮膚貼付薬などはすべて剥がし，薬剤をタオルでふき取ってからパッドを貼る．

⑤患者が1歳未満の場合

　1歳未満の乳児ではAEDの効果は確立しておらず，1歳未満の乳児に対するAEDの使用を推奨する，あるいは否定する十分な根拠はまだない．

(7) 心電図解析

パッドを貼りつけると，AEDは心電図解析を開始する．パッドが体に密着していなかったり，パッドのコネクタがきちんと本体に差し込まれていなければ，心電図解析ははじまらない．その際，正確な解析を得るために人工呼吸と胸骨圧迫は中止する．

AEDが心電図を解析し，心室細動か心室頻拍であれば，AEDは「ショックが必要です」あるいは「除細動が必要です」というアナウンスと共に電気ショックのための充電を開始する．それ以外の波形の時は「ショックは必要ありません」あるいは「除細動は必要ありません」というアナウンスがある．

心臓から血液が出ていない状態を示す心停止には大きく分けて4種類ある（図Ⅶ-12）．

心静止は，心臓の電気活動（心電図上の波形）も機械的活動（実際の収縮）も全くみられない状態で，心臓は静止したままである．心電図波形はフラットラインの状態である．無脈性電気活動

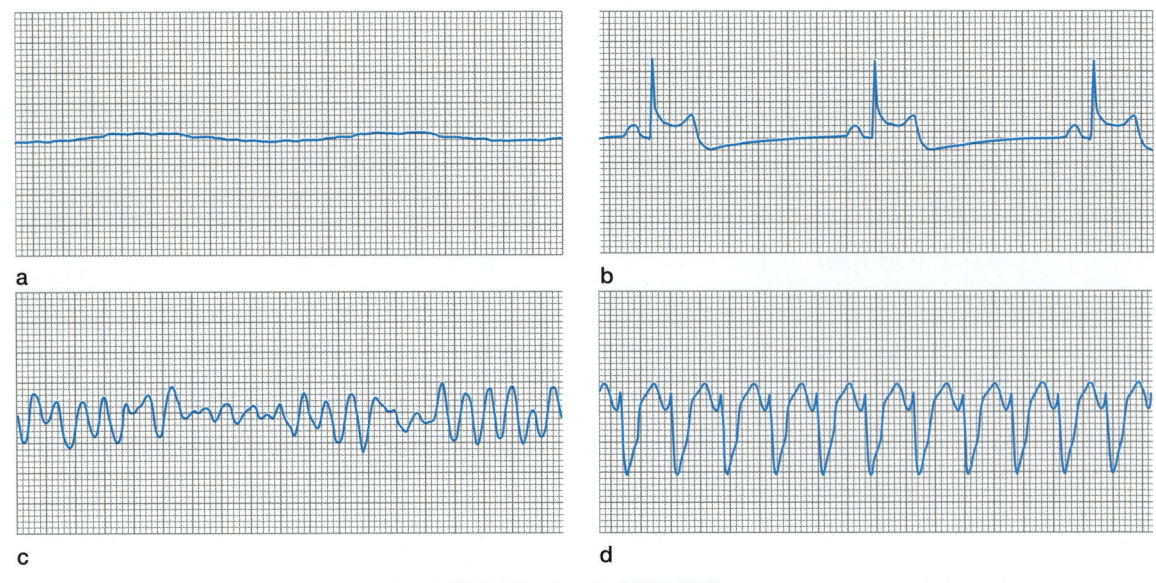

図Ⅶ-12 4つの心停止波形
a：心静止．心臓が動いておらず，電気活動もみられない状態．電気活動がないので，フラットである
b：PEA（無脈性電気活動）．心臓は動いていないのに，電気活動がある状態．これは波形の例であり，波形から
　　PEAの診断はできない．電気活動があって脈が触れないときがPEAである
c：心室細動．心室内での心筋が無秩序に興奮している状態
d：無脈性心室頻拍．頻脈のために血液が心臓から出ていない状態

(pulseless electrical activity；PEA) は，心臓の電気活動はあるが機械的活動が見られない状態で，心電図上はあたかも収縮しているような波形が出ているが，心臓からは血液が拍出されていない．心電図上の波形は多彩で，QRSの幅が広がっていたり，ST-T部分に変化がみられたりする．心室細動は，心室の心筋が無秩序に収縮している状態で心電図に特有の波形がみられる．無脈性心室頻拍は，心室が頻拍になって心臓から血液が出なくなり，その結果，脈拍が触れない状態である．

心室細動と無脈性心室頻拍は，電気ショックによってのみ救命できる．AEDは心電図を自動解析したのち，心室細動と心室頻拍であれば電気ショックのための充電を開始し，電気ショックをアドバイスする．

目撃された心停止患者では，心室細動が最も多く見られる波形で，電気ショックをできるだけ早期に行わなければならない．

電気ショックが1分遅れると，生存率は7〜10%低下する．心室細動は数分以内に心静止に移行するので，この不整脈が疑われる患者には，早期にAEDを装着して心電図解析を行うことが求められる．

なお，心室細動では除細動と同時に心肺蘇生を行うと生存率が上がるので，AEDとCPRはBLSの両輪ということができる．

無脈性心室頻拍の無脈性かどうかは心電図だけではわからない．脈のある心室頻拍の場合は電気ショックではなく同期下カルディオバージョンの適応になる．そこでAEDの電気ショックは，意識がなく，呼吸も脈もない患者にのみ使用することで，脈のある心室頻拍での使用を避けるようになっている．

一方「電気ショックが必要ない」とアナウンスされたときは，心室細動でも心室頻拍でもないということである．電気ショックが適応ではないので，ただちに胸骨圧迫と人工呼吸を再開する必要がある．電気ショックが必要ないということは心拍再開と考える人もいるが，間違いである．電気ショックは心室細動患者の細動を取り除いたり，無脈性心室頻拍患者の頻拍を取り除く器機で，決して止まっている心臓を蘇らせる機器ではない．電気ショックが不要ということは「電気ショックが適応となるリズム(Shockable Rhythm)ではない」という意味でしかない．心静止やPEAのことも考慮して，ただちに胸骨圧迫と人工呼吸を再開しなければならない．

(8) 電気ショック

「ショックボタンを押してください」というアナウンスのあと，誰も患者に触れていないことを確認し，ボタンを押す．流れる電流は機種により異なるが，5 m秒 1600 V 程度の電流が正方向に流れた後，3 m秒 1100 V 程度の電流が逆方向に流れる二相性である．おおむね 150 J 程度のエネルギーが流れる．

電気ショックを行う時の注意点は，ショック時に患者の体に触れないことである．患者の体に触れていると感電してしまう．安全に電気ショックを行うために，自分や周囲の人が患者に触れていないことを十分に確認する．心室細動や無脈性心室頻拍の患者に電気ショックを行うと，いったん心静止となり，しばらくしてから洞調律になり，血圧は数分後に回復する．したがって電気ショックを行ったら，ただちに胸骨圧迫と人工呼吸を再開しなければならない．

(9) 胸骨圧迫・人工呼吸再開後

電気ショックを行った後に胸骨圧迫・人工呼吸を再開した場合でも，あるいは電気ショックが不要とアナウンスされて胸骨圧迫・人工呼吸を再開した場合でも，AED の電源を入れたまま，2 分間の CPR を続ける．その際，AED の電源を切ったり，パッドを外してはならない．CPR の間，脈拍の触知や呼吸の確認は必要ない．心拍が再開している患者に胸骨圧迫を行うことは容認される．

AED は 2 分間の CPR 後に再度，心電図の解析をはじめるので，アナウンスに従って胸骨圧迫と人工呼吸を中断する．それ以降は(7)の手順の繰り返しとなる．

胸骨圧迫を中止できるのは，救急隊や院内救急チームなど，二次救命処置のできる人に引き継いだとき，AED が患者に触れるなとアナウンスしたとき，あるいは患者が払い除けるような動作をするなど，意味のある動きをしたときの，3 つの場合のみである．

(10) 異物による気道閉塞

歯科治療中は，印象材，抜去歯，ロール綿，ラバーダム，義歯などによる気道閉塞が起こる可能性が知られている．異物による気道閉塞患者は，ただちに異物除去を行って呼吸を回復させなければ生命

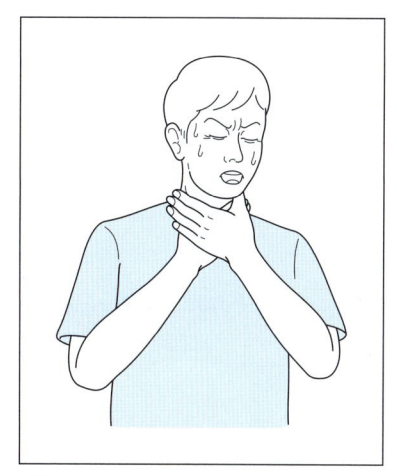

図Ⅶ-13　万国共通の窒息のサイン

にかかわる．

患者に意識があるときに異物による気道閉塞になれば，激しい咳込みがみられるが，完全に閉塞すれば声も咳も出ない．人によっては，首を両手でかきむしるような動作，甲高い声やいびきのような音，チアノーゼなどの症状がみられる．患者は周囲に自分の状況を伝えることができないので，「万国共通の窒息のサイン：Universal Choking Sign」（図Ⅶ-13）を行うことで状況を周囲に知らせることが薦められている．

患者が窒息状態を疑わせる行動をとれば，ただちにのどが詰まったかどうかを聞く．患者がうなずけば，今から助けることを伝えて患者を立たせ，患者の背部に回り，握りこぶしの拇指側を臍の少し上部の腹部正中に当て，反対の手を添えて腹部突き上げ法（ハイムリック法）を数回行う（図Ⅶ-14）．このとき，患者の股の間に自分の足と膝を入れ，患者が意識を失っても抱きかかえられるように準備しておく．

妊婦や肥満で腹部突き上げに支障があるときは，胸部突き上げ法を行う．腹部突き上げの要領で，胸骨圧迫をする位置で胸骨を突き上げる．腹部突き上げを行うと横隔膜が挙上され，気道内圧が上がり，異物が排出される．患者がチェア上で仰臥位の場合は，患者に馬乗りになって腹部突き上げを行ってもよい（図Ⅶ-15）．

異物が除去されれば患者はただちに呼吸を再開し，チアノーゼも消失する．腹部突き上げ法を行っ

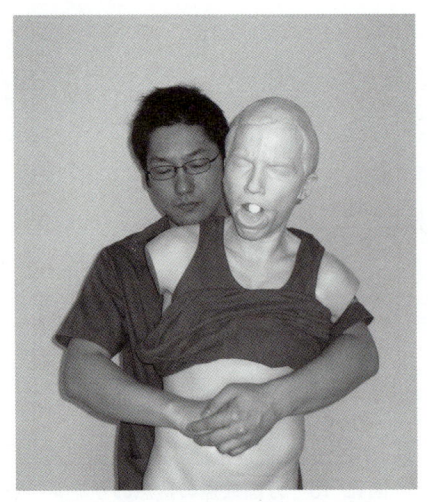

図Ⅶ-14 立位の腹部突き上げ法
臍より少し上部の正中線上に握りこぶしの拇指側を当て，反対の手を添えて，思いっきり突き上げる．

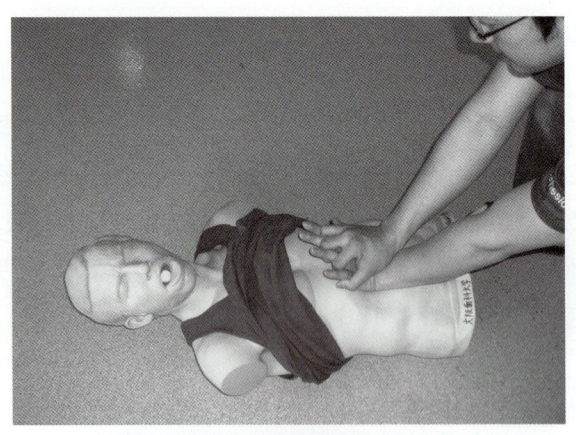

図Ⅶ-15 仰臥位の腹部突き上げ法
患者が仰臥位のときは，馬乗りになって臍より少し上部の正中線上を突き上げる．

たときは腹部臓器損傷の危険があるので，症状がなくても処置後に消化器科など専門医を受診させる．

なお，意識のある患者の気道異物を取り出そうと口腔内に指を入れると，噛まれることがあるので注意する．

窒息により患者が意識を失った場合は，ただちに119番通報とAEDを取りに行かせ，通常のCPRを開始する．胸骨圧迫により胸腔内圧を上昇させ，異物を出すためである．このとき，人工呼吸前に口腔内を点検し，異物があれば取り除くが，異物がみえない患者に対して盲目的に異物をかき出すことは推奨されていない．

2) 小児・乳児のBLS

(1) 通報

救急蘇生が必要と判断した場合，患者が小児（1～思春期まで，おおむね15歳）・乳児（0～1歳）であれば「できるだけ早く：fast」通報を行う．成人であれば通報を「まず最初：first」に行う．これは小児・乳児では呼吸器疾患や外傷が多いのでCPRを優先させる一方，成人では心疾患による意識消失が多いので速やかに通報してAEDを入手するためである．

患者が意識を失ったときに，診療室に他のスタッフがいれば，ただちに通報を依頼する．小児・乳児でCPRが優先されるといっても，わざわざ通報を遅らせる必要はなく，一人がCPRを開始し，もう一人が通報する．

小児・乳児患者が意識を失った状態で発見されれば，呼吸器疾患や外傷が最も疑われるのでただちにCPRを開始する．この場合，胸骨圧迫と人工呼吸を5サイクル行った後に，119番通報する．一方，患児に心疾患の既往があるとか，目の前で突然意識を失ったとか，明らかに心疾患による意識消失と考えられるときは，先に通報して早期にAEDを入手する．つまり，小児・乳児は原則的にCPR優先，状況により通報優先ということになる．

一方，成人患者が意識を失った状態で発見されれば，心疾患が最も疑われるので，ただちに通報してAEDを早期に入手する．しかし患者が溺れたとか明らかに呼吸器系のトラブルにより意識消失と考えられるときは，CPRを優先する．つまり，原則は通報が優先，状況によりCPR優先である．いずれにせよ，診療室に他のスタッフがいれば，その人にただちに通報を依頼することは忘れてはならない．

(2) 小児・乳児のBLS

小児・乳児のBLSは，成人とほとんど同じである．通報のタイミングについてはすでに述べたので，それ以外の異なるところのみを解説する．

成人は脈拍がなければ胸骨圧迫を行う．小児・乳児はさらに，毎分60回未満の徐脈であっても胸骨圧迫が必要である．十分な心拍出量が得られていな

VII 心肺蘇生法

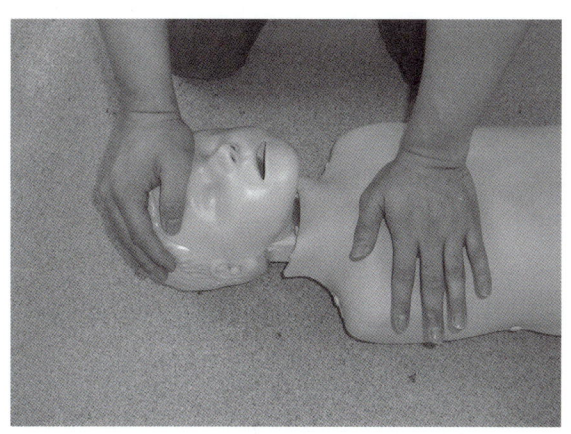

図VII-16 小児の胸骨圧迫（片手法）
片手で圧迫するときは，頭側の手を額に当てて気道の確保をしつつ，足側の手のつけ根（掌）を乳頭間線において圧迫する．

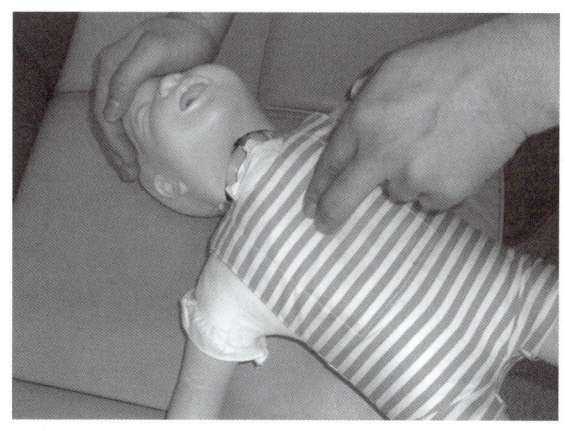

図VII-17 乳児の胸骨圧迫（一人法）の指の位置
示指と中指を胸骨に当てて胸骨圧迫を行う．示指の橈側（拇側）の端が乳頭間線の高さになるようにする．

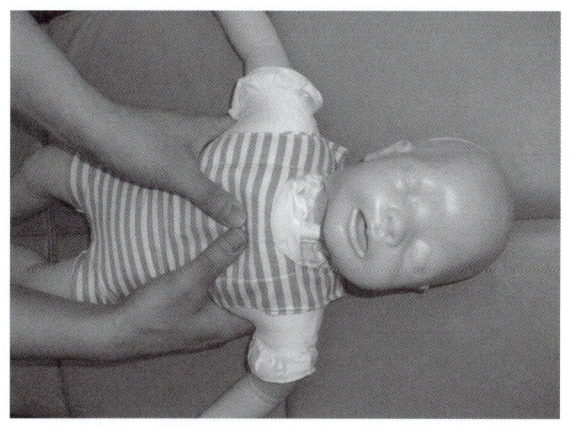

図VII-18 乳児の胸骨圧迫（二人法）の手の位置
左右の拇指を胸骨にあて，残りの指を背部から胸郭を包みこむように当てて圧迫する．

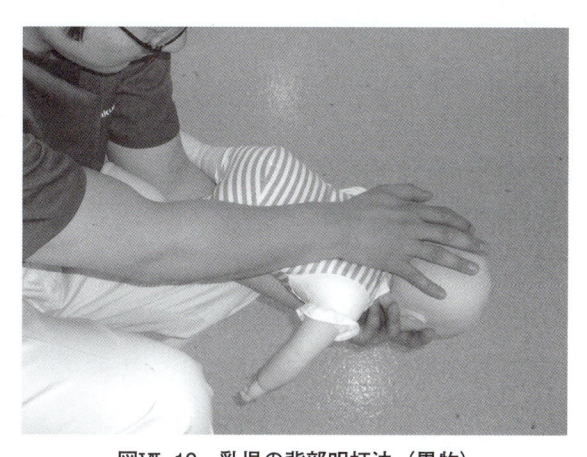

図VII-19 乳児の背部叩打法（異物）
乳児を背臥位にし，手で患児の首と頭をしっかり固定し，肩甲骨の間を平手で強く5回叩く．頭と首を固定することが大切である．

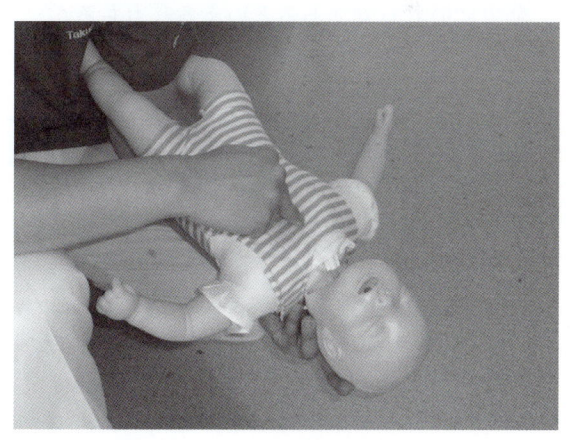

図VII-20 乳児の胸骨圧迫法（異物）
乳児を仰臥位にし，同じく手で患児の首と頭をしっかり固定し，示指と中指を胸骨に当てて5回，胸骨圧迫を行う．

いと判断されるからである．

　胸骨圧迫は，成人では4～5 cmの圧迫であるが，小児・乳児では胸郭の厚みの1/2から1/3まで，成人と同様両手を組んで圧迫する．体型によっては，片手で胸骨圧迫を行ってもよい（図VII-16）．この場合，患者に向かって足側の手で胸骨圧迫を行い，頭側の手を患者の額に当てる．乳児の場合，一人でCPRを行う際は，患者に向かって足側の手の第II指（示指），第III指（中指）を胸骨に当てて胸骨圧迫を行い，頭側の手を患者の額に当てる（図VII-17）．乳児に二人でCPRを行う際は，両拇指包み込み法により行う（図VII-18）．

　小児に医療従事者が二人以上で胸骨圧迫と人工呼吸を行う比率は15：2である．脈のある小児への人工呼吸は，成人が5～6秒に1回行うのに対し，小児・乳児は3～5秒に1回である．

　小児の異物による気道閉塞の治療法は成人と全く同じであるが，乳児は肋骨が発達していないので腹

107

部突き上げを行うと肝臓を損傷する恐れがある．そこで，意識のある乳児の異物による気道閉塞に対しては，背部叩打法と胸骨圧迫法を5回ずつ行う．背部叩打法は，乳児を背臥位にし，手で患児の首と頭をしっかり固定し，肩甲骨の間を平手で強く5回叩く．このとき，患児の頭を少し下げておく（図Ⅶ-19）．胸骨圧迫法は，乳児を仰臥位にし，同じく手で患児の首と頭をしっかり固定し，第Ⅱ指，第Ⅲ指を胸骨に当てて5回，胸骨圧迫を行う．同様に患児の頭を少し下げておく（図Ⅶ-20）．

3. 二次救命処置（Advanced Life Support；ALS）

1）ALSの意義

患者が急に心停止となったときに，どのような処置が一番有効であろうか．救急薬品を常備しておくことが蘇生率の向上に有効であろうか．以前は早期のALSを行うことが重要と考えられていたので，歯科医院にアドレナリン注射液などの救急薬剤を置くことが推奨されていた．ところが実際に疫学調査をしてみると，胸骨圧迫を行うことが蘇生率（心停止患者の軽快退院率）の向上に最も大切で，救急薬剤は蘇生率の向上にあまり影響しないことがわかった（図Ⅶ-21）．つまりBLSを確実に行うことこそが，蘇生に最も有効であるといえる．もちろん，歯科医院に救急薬剤を常備することの重要性は変わらないが，BLSを確実に行うスキルがなければ，薬剤を常備しても意味がない．したがって，患者の状態が急変したときは，BLSを確実に行うことが必要である．

ALSは，BLSに引き続いて救急の専門家が行う処置である．ALSに用いる器具や薬剤は，使い方を誤ると患者の生命に影響するので，知識と技術のある者だけが行うべきである．本稿では，心停止に限局したALSについてのみ，解説する．

2）気道確保

BLSでは頭部後屈あご先挙上法により気道の確保を行うが，ALSでは器具を使用してより確実に気道を確保する．気道補助器具として口咽頭エアウェイ，鼻咽頭エアウェイが，高度な気道確保器具としてラリンジアルマスクエアウェイ，気管食道コンビチューブなどがある．

高度な気道確保器具，わけても気管挿管は最も確実な気道確保の方法であるが，挿管に技術が必要なこと，胸骨圧迫を中断しなければならないので，必須ではない．換気ができるなら，バッグマスクでの換気を続けることに問題はない．

（1）口咽頭エアウェイ（図Ⅶ-22）

口咽頭エアウェイは，口から挿入して舌根をもち

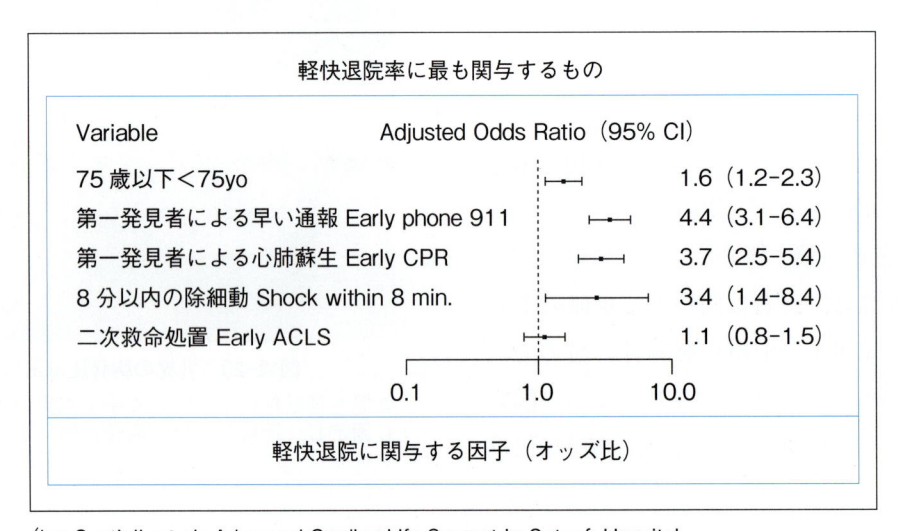

軽快退院率に最も関与するもの

Variable	Adjusted Odds Ratio（95% CI）
75歳以下 <75yo	1.6（1.2-2.3）
第一発見者による早い通報 Early phone 911	4.4（3.1-6.4）
第一発見者による心肺蘇生 Early CPR	3.7（2.5-5.4）
8分以内の除細動 Shock within 8 min.	3.4（1.4-8.4）
二次救命処置 Early ACLS	1.1（0.8-1.5）

軽快退院に関与する因子（オッズ比）

（Ian G. stiell, et al.: Advanced Cardiac Life Support in Out-of-Hospital Cardiac Arrest. N Engl J Med 351: 647-656, 2004.）

図Ⅶ-21 軽快退院率に影響する因子
早い通報，早いCPRは軽快退院率を上げるが，二次救命処置は1割しか上げない．

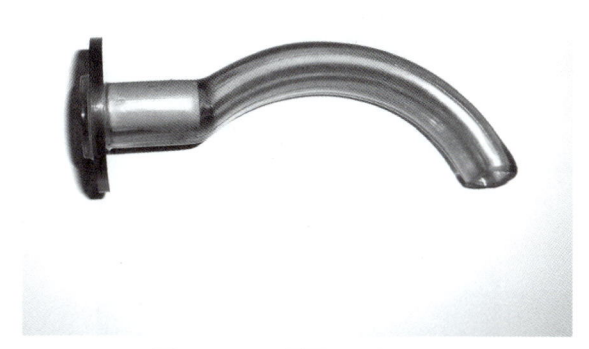

図Ⅶ-22　口咽頭エアウェイ

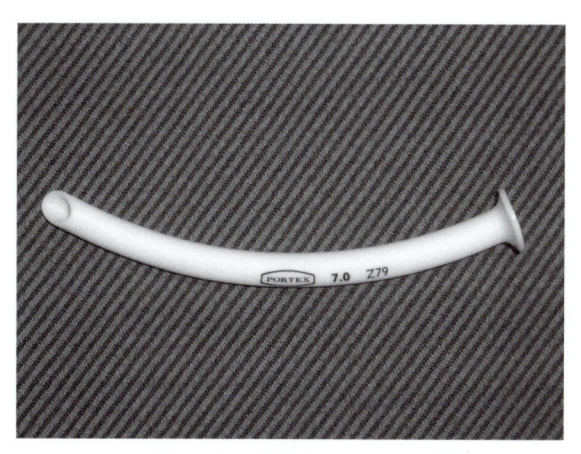

図Ⅶ-23　鼻咽頭エアウェイ

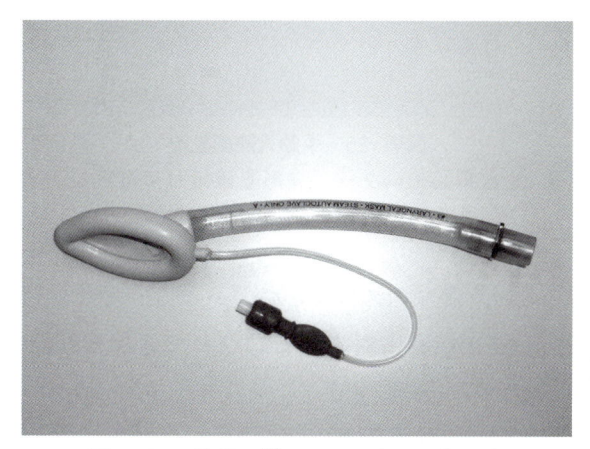

図Ⅶ-24　ラリンジアルマスクエアウェイ

上げて気道を確保する器具である．意識がなく，咳・咽頭反射のない患者に対して使用する．口咽頭エアウェイには大きさが何種類かあるので，適切なサイズを選択する．小さすぎる口咽頭エアウェイは舌による咽頭閉塞を防止できず，また逆に大きすぎると気道閉塞の危険性がある．

また，挿入時，口咽頭エアウェイの先端で舌を咽頭腔に向かって押し込まないように注意する．

(2) 鼻咽頭エアウェイ（図Ⅶ-23）

鼻咽頭エアウェイは，鼻から挿入して舌根をもち上げて気道を確保する器具である．歯を食いしばっていて開口しないために口咽頭エアウェイ挿入ができない患者に有用であるほか，意識のある患者にも使用できる．しかし鼻咽頭エアウェイは鼻出血を起こすことがあるほか，頭蓋底骨折の患者でエアウェイを誤って頭蓋内に挿入した例もあるので，顎顔面外傷の患者では注意して使用する．

(3) ラリンジアルマスクエアウェイ（LMA）（図Ⅶ-24）

喉頭蓋を覆ってより確実な気道確保を目的に開発された器具である．LMAで気道と食道の分離が確実に行うことができれば，胸骨圧迫と人工呼吸は，胸骨圧迫を中断せずに1分間100回で行い，人工呼吸は6〜8秒に1回行う．分離が不確実で気道からの空気の漏れがあるなら，胸骨圧迫と人工呼吸は同期（30：2）で行う．LMAの使用は，気管挿管と比較すると喉頭鏡を使う必要がないため習得が簡単で，頸椎損傷のある患者では気管挿管よりも有利となる可能性がある．誤嚥を完全に防ぐことはできないが，ある程度の誤嚥防止効果はある．

(4) 気管挿管（59頁参照）

気管挿管は，喉頭鏡を用いて気管チューブを気道内に挿入する気道確保法である．

これまで気管挿管は，心停止時の気道管理に最も適切な方法であるとあると考えられてきた．しかし，訓練と経験が必要なこと，気づかれない食道誤挿管という致命的な合併症が起こること，挿管操作の際に胸骨圧迫を中断しなければならないことなどから，CPR中の気道確保法としては第1選択にはならなくなってきた．救急現場における食道誤挿管率は約20％とも報告されており，不慣れな挿管操作で胸骨圧迫中断が長引けば，救命の可能性が低下することも予想できるからである．

しかし一方で，気管挿管されれば，換気するために胸骨圧迫を中断する必要がなくなるという利点もある．したがって十分な訓練を受けている歯科麻酔

専門医が気管挿管を選択することはあり得る．

　食道誤挿管は，気管挿管の最も重大な合併症である．そこで，気管チューブが正しい位置にあるかを常に確認することが必要である．この手段として，胸の動きの確認，聴診，チューブ内面の曇りの確認，呼気二酸化炭素濃度の測定，食道挿管検知器の使用がある．どの方法も確実に食道誤挿管を否定できないので，すべての方法を行うことが求められる．

3）電気治療
(1) 早期電気治療とCPRの意義
　BLSでAEDについて述べたが，AEDは代表的な電気治療である．この他，ALSでは手動の除細動器，カルディオバージョン，ペーシングが用いられるが，本稿では心停止のみを解説するので，手動の除細動器についてのみ述べる．

　成人における心室細動による突然の心停止で最も重要な救命の決定的因子は，除細動器による早期の電気ショック（除細動）である．1分間の電気ショックの遅れが軽快退院率を7～10％低下させるからである．

　また，電気ショックの効果は心筋に酸素が供給されると上昇するので，電気ショック後はただちに胸骨圧迫からはじまるCPRを開始する．心室細動が数分以上続くと，心筋の酸素とエネルギー基質が枯渇し，電気ショックに反応しにくくなるので短時間の胸骨圧迫でも酸素とエネルギー基質を供給しておく．それによって電気ショックによる心室細動の除去後に心拍が戻る可能性が高くなる．

　すでにBLSで解説したように，心停止には心静止，PEA，心室細動，無脈性心室頻拍の4つの病態がある．このうち心室細動と無脈性心室頻拍はShockable Rhythmといい，電気ショックを必要とする．心静止，PEAはNonshockable Rhythmといい，電気ショックが無効であるばかりか，電気ショックにより蘇生率が下がるので，手動の除細動器の場合はこれらの診断を人が行わなければならない．つまり，モニターつき除細動器（手動の除細動器）を使うときは，除細動器の心電図モニターで波形診断を行い，必要なら安全に電気ショックをす

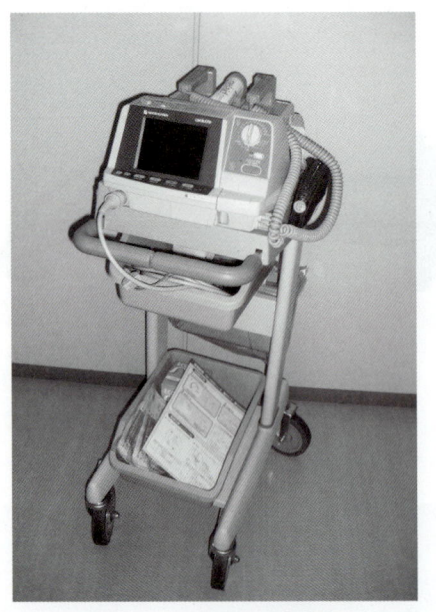

図Ⅶ-25　手動式除細動器
心電図モニターで波形を確認して電気ショックを与える．

る，という2つのスキルが必要となる．

(2) 心停止患者に対するモニターつき除細動器の使い方（図Ⅶ-25）
①心電図電極の装着

　最初に電源を入れて，心電計の電極を装着する．通常は胸部の3点誘導で電極を貼る．その際，ST-T部分の波形が一番よくわかるⅡ誘導にする．感度は1倍でよい．機種によっては心電図電極ではなく除細動器に用いるパドルから心電図信号を入力させるタイプ（パドルモード）があるので，誘導切り替えボタンを操作してⅡ誘導にする．これらの操作中も，CPRは中断してはならない．

②波形診断

　心電図モニターで，Shockable RhythmかNonshockable Rhythmかを診断する．このとき，胸骨圧迫をしていると基線が揺れて正確な心電図診断（リズムチェック）ができないので，必要最小限の時間だけ，胸骨圧迫を中断する．中断は決して10秒を超えてはならない．心室細動，無脈性心室頻拍のときは，ただちに電気ショックの準備をはじめる．

　心静止のときは，実は心電図電極が外れていた，ということも考えられるので，フラットライ

ンプロトコルを行う．フラットラインプロトコルとは，電極線（リード）が外れていないか（除細動器本体とのコネクタが外れていることがある．身体と電極，電極とリード，リードと本体をチェックする），断線は疑われないか，パドルモードになっていないか，感度が下がっていないか，誘導がII誘導以外になっていないかを調べるもので，「リード・感度・誘導」と覚えておくのがよい．PEAの場合，心拍再開の可能性があるので，脈拍の触知も行う．以上を胸骨圧迫の中断時間が10秒以内になるように行う．心静止，PEAともに電気ショックの適応ではないので，ショックは行わない．いかなる場合でも，胸骨圧迫は速やかに再開する．

③電気ショック

電気ショックを行うと決めたら，除細動モードに切り替え，エネルギー量を単相性では360 J，二相性ではメーカーの推奨する値に設定する．CPRは電気ショックの準備中も，できる限り継続し，充電直前に胸骨圧迫を中断する．

パドルを圧着する位置の皮膚にジェルパッドを貼るか，パドルにペーストを塗る．片方のパドルを右前胸部に，もうひとつを左側腹部に圧着する．ついで胸骨圧迫をしている人および周囲の人を含めて遠ざけてから周囲の安全を確認し，「充電します」と周囲に聞こえるように宣言しながら充電ボタンを押す．

患者に自分も含めて誰も触れていないこと，酸素が遠ざけられているかを確認し，再度，心電図波形を確認し，パドルをしっかり圧着しながらショックボタン（放電ボタン）を2カ所同時に押す．胸骨圧迫の中断時間を短くするために，これら一連の操作はできるだけ短時間に，しかし確実に，安全に行うことが求められる．また電気ショックが終わればただちに胸骨圧迫を再開することを忘れてはならない．

電気ショックは高圧の電流が流れることもあり，安全に電気ショックを行うことが特に求められる．充電が完了した除細動器はショックボタンを押すだけで電流が流れるので危険な状態である．充電ボタンを押した後は，パドルを胸壁から離さない，自分も含めて患者に触れない，ということを特に徹底する．充電後に電気ショックが不要になったときは，周囲の人に内部放電ボタンを押してもらい，放電が完了してからパドルを胸壁から離す．

手動の除細動器では金属性のパドルが一般的であるが，安全な距離で電気ショックすることが可能であること，パドルと皮膚の圧着が確実であることなどから，AEDのような粘着パッドが推奨されている．

(3) 電気ショックの波形とエネルギー量

電気ショックで流れる電流の波形には，二相性波形と単相性波形の2種類がある．AEDは現在発売されている機器のすべてが二相性波形で，手動の除細動器もほとんどが二相性波形である．流れる電流は機種により異なるが，二相性は例えば5 m秒1600 V程度の電流が正方向に流れた後，3 m秒1100 V程度の電流が逆方向に流れ，単相性は10 m秒1700 V程度の電流が正方向に流れる．

手動の場合，通電するエネルギー量は単相性除細動器では200 Jから360 Jの間を選択し，二相性除細動器では，電流の波形が機種によって異なるので，除細動器本体に明記してある各メーカーの推奨するエネルギー量を使う．推奨するエネルギー量が不明のときは200 Jにする．

小児・乳児では，単相性・二相性ともに除細動2〜4 J/kgに設定する．

4) 薬剤の投与経路

(1) 救急時の投与経路

緊急に薬剤を投与する場合，静脈路が一般的である．しかし，心停止や血圧低下の場合，乳児や小児の緊急時などは，静脈路の確保が非常に困難な場合もある．このようなときは，専用の器具を使って骨髄内に投与経路を確保する骨髄路が推奨されている．骨髄路は直接，血管に薬剤が投与されるので，静脈路とともに血管確保に分類される．

また気管挿管されている場合は，一部の薬剤は気管チューブから投与することもできる．

(2) 静脈路確保

静脈路は一般的な薬剤投与経路であるが，心停止や血圧低下の場合には静脈路を確保することが非常に困難となる．また，乳児や小児は血管が細く，また太っていれば確保が非常に困難なこともある．留置針を用い，上肢の太い静脈で静脈路確保を行う．静脈路が確保されたら，乳酸加リンゲル液などの細胞外液輸液をつないでおく．

なお，心停止の患者に静脈路から薬剤を投与するときは，投与後に20 ml程度の輸液を一気に注入（フラッシュ）し，薬液を短時間で主要循環系に到達させる．

(3) 骨髄路確保

骨髄路は，アドレナリンなどカテコールアミン，アデノシン，血液製剤といった薬剤や輸液を迅速かつ安全そして効果的に投与できる経路である．作用発現までの速さ，血中の薬物濃度は静脈投与に匹敵する．粘稠性の薬剤を投与する場合や輸液を一気に注入する場合には用手加圧するか輸液ポンプを使用する．また薬剤投与時には急速輸液で後押しし，主要循環系への流入を促す．

また血液検体を採取することもでき，血液型とクロスマッチや生化学検査，血液ガス分析用の検体を採取できる．ただし，重炭酸ナトリウムの骨髄内投与後の酸塩基平衡分析は不正確となる．

骨髄路確保は静脈路確保ができないときに選択されるが，簡単に確保できることもあり，心停止時には最初から骨髄路確保を行うことが推奨されている．

(4) 気管内投与

静脈路も骨髄路も確保できずに気管挿管されているときは，気管内薬物投与を行ってもよい．気管内に投与できる薬物は，リドカイン，アドレナリン，アトロピン，ナロキソン（頭文字を取ってLEANと呼ばれる）などの脂溶性薬剤である．重炭酸ナトリウムやカルシウムなどの非脂溶性薬剤は，気道を損傷することがあるため投与できない．

薬剤は気管チューブ内に投与し，5 ml以上の生理食塩液を後追い投与し，用手的に5回換気することで肺胞に到達させる．CPR中であれば，薬剤を投与する際は胸部圧迫を短時間休止する．アドレナリンなどの気管内投与では同量の静脈内投与よりも低い血中濃度しか得られず，低血圧や冠動脈の灌流圧と血流の低下といった一過性のβ作用を引き起こす可能性があり，自己心拍再開の可能性を低下させる危険性がある．したがって，気管内投与が可能な蘇生薬剤はいくつかあるが，薬物動態と薬理作用を予測しやすいという理由から気管内投与より静脈内投与や骨髄内投与がより好ましいとされている．

5）ALSの実際

ALSの実際の手順は図Ⅶ-26に示したとおりである．ALSで最も大切なことは，BLSの基本となる質の高い胸骨圧迫と人工呼吸を続けることである．

以下，図Ⅶ-26に従って手順を説明する．

(1) CPR（30：2），除細動器／心電図装着

ALSはBLSに引き続いて行うものである．患者の急変を発見したら，BLSの手順に従って対応する．最初に患者の意識の有無をみて，通報する．この際，院内であればあらかじめ決められた手順に従って蘇生チームの出動を要請し，手動の除細動器，心電図モニター，挿管セット，救急カートなどをもってくるように頼む．次いで呼吸と脈拍を確認し，CPRを開始する．機材が到着したら，酸素投与，静脈確保，心電図モニター装着を行う．

蘇生チームは，蘇生チームリーダー（この蘇生全体を統括する者）の指示により手分けしてALSの手技を行う．個々の手技を担当するものは，リーダーの指示で動くが，疑問に思ったこと，気のついたことは，ただちにリーダーに伝えて蘇生の質を高める．一方，リーダーは，個々の指示を出すだけでなく，胸骨圧迫の深さや速さなどALSの質も常に評価する．蘇生チームには必ず記録係が必要で，蘇生の経過を記録する．記録係は単に記録するだけでなく，薬剤を投与してどのくらい時間が経過したかなどの蘇生の時間管理も担う．

(2) 心室細動（Ventricular Fibrillation；VF）／無脈性心室頻拍（Venticular Tachycardia；VT）

心電図モニターが装着されたら，Shockable

VII 心肺蘇生法

成人のALS

```
反応なし
   ↓
CPR（30:2）
除細動器/心電図装着
   ↓
VF/VT？
 Yes ← → No
```

1-Shock
二相性：120～360J
単相性：200～360J

脈拍？
（PEA疑いの場合）
Yes → 🚪
No ↓

CPR（2分間）をしながら…
・原因の検索*と解除
・静脈路確保/輸液
・電極/誘導確認
・アドレナリン1mg（3～5分毎）
　（バソプレシン40IUを1回）
・高度な気道確保（気管挿管など）
・VF/VTの場合、以下を考慮
　リドカイン
　ニフェカラント
　マグネシウム
・徐拍性PEA/心静止の場合
　アトロピンを考慮

CPR：ただちに胸骨圧迫から再開
30：2で5サイクル
（2分間）

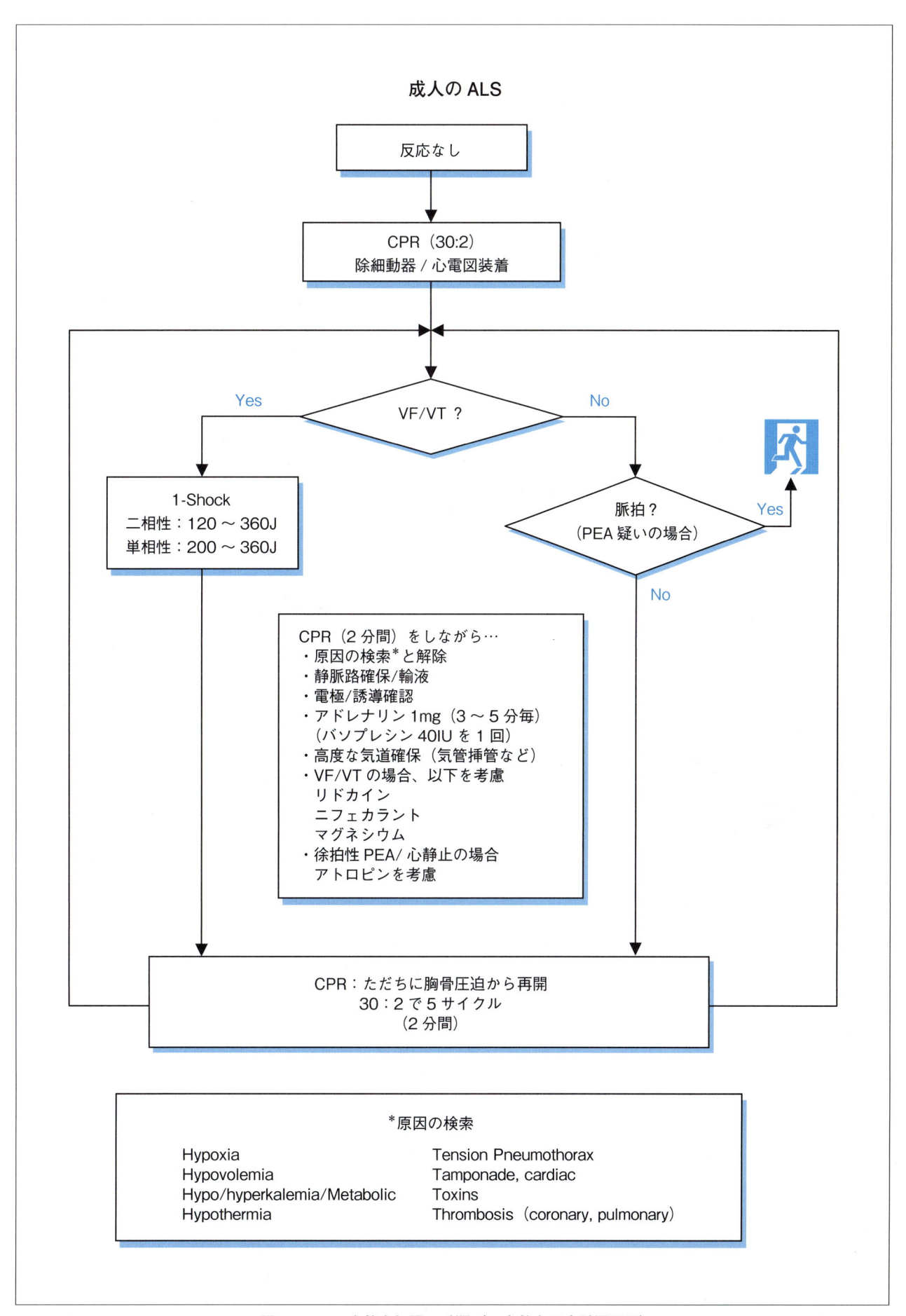

＊原因の検索

Hypoxia	Tension Pneumothorax
Hypovolemia	Tamponade, cardiac
Hypo/hyperkalemia/Metabolic	Toxins
Hypothermia	Thrombosis（coronary, pulmonary）

図VII-26　二次救命処置の手順（日本救急医療財団原図）

RhythmかNonshockable Rhythmかの波形診断をする．つまり，心室細動（VF），無脈性心室頻拍（無脈性VT）がないかを探す．Shockable RhythmであればYesに従って左のカラムに進む．Nonshockable RhythmであればNoに従って右のカラムに進む．

(3) 1-shock

Shockable Rhythm，すなわちVF/VTのときは，ただちに電気ショックを1回行う．安全な電気ショックを行い，電気ショック後ただちに胸骨圧迫を再開する．

(4) 脈拍？

Nonshockable Rhythmであれば電気ショックは必要ないので胸骨圧迫と人工呼吸（30：2）を続ける．PEAの波形がみられたときは，脈拍がないかを再度確認する．脈拍がみられたら胸骨圧迫を中止する．ただし，小児・乳児で脈拍が毎分60回未満であれば胸骨圧迫が必要である．

(5) CPR：ただちに胸骨圧迫から再開

胸骨圧迫と人工呼吸（30：2）を約2分間かけて5サイクル行う．これにより酸素とエネルギー基質を供給し，電気ショック後の心拍再開を期待する．

あわせて静脈路あるいは骨髄路を介した血管確保を進め，気管チューブやラリンジアルマスクなどの高度な気道確保器具，薬剤の準備もしておく．準備が速く完了すれば，この時点で高度な気道確保や投薬をしてもよい．

(6) 心室細動（VF）／無脈性心室頻拍（VT）（2巡目）

(5)の胸骨圧迫と人工呼吸（30：2）を5サイクル行ったのち，再度，波形診断を行い，Shockable RhythmかNonshockable Rhythmかにより左右に分かれる．

(7) Shockable Rhythmの場合（2巡目以降）

Shockable Rhythmであれば，2回目の電気ショックを行う．電気ショックの後は胸骨圧迫と人工呼吸（30：2）を5サイクル行なったのち波形診断を行う，という手順を繰り返す．

電気ショックが成功して細動（頻拍）が除去されれば，いったん心静止の波形になった後に心拍が再開するが，血圧が回復して脈拍が触れはじめるのは数分後である．したがって電気ショックの後に5サイクルのCPRを行うことで，血圧が回復するまでの酸素供給をはかる．

電気ショックを何度やっても細動（頻拍）が除去されなければ，心筋は酸素とエネルギー基質を失い，心静止となる．

2回目以降の電気ショックは，電気ショックの前または後に薬剤を投与し，効率を高めるようにする．これをドラッグ・ショックと呼ぶ．ドラッグ・ショック—5サイクルのCPRを繰り返す．用いる薬剤は，初回は血管収縮薬でアドレナリン1 mgあるいはバゾプレシン40単位である．静脈路あるいは骨髄路から投与する．バゾプレシンであれば1回投与でよいが，アドレナリンであれば血中半減期が3～5分なので，繰り返し投与する．乳児・小児のアドレナリンの血管内投与量は，初回投与・追加投与とも0.01 mg/kgである．

血管収縮薬で効果がないとき，すなわち3回目以降の電気ショックの際は，アミオダロン300 mgあるいはリドカイン1～1.5 mg/kgなどの抗不整脈薬の投与を考える．リドカインは0.5～0.75 mg/kgで追加投与で最大3回あるいは3 mg/kgまで追加投与できる．心電図波形がTorsades de Points（QT延長に伴って発生する多形性心室頻拍）のときは，マグネシウム投与も考慮する．またニフェカラントはQT延長などの作用を有しているので，0.15 mg/kgを単回投与する．

この間，必要があれば高度の気道確保を行うこともある．

(8) Nonshockable Rhythmの場合（2巡目以降）

Nonshockable Rhythmの場合，蘇生が成功する可能性は非常に低くなる．CPRを続ける一方，薬剤投与と原因究明を行う．高度な気道確保と薬剤投与は，1順目から開始してよい．

薬剤は，Shockable Rhythm同様，血管収縮薬としてアドレナリン1 mgあるいはバゾプレシン40単位（アドレナリンは3～5分ごとに繰り返し投与）を投与する．心静止あるいは徐拍性PEAのときはアトロピン1 mgの静脈内または（骨髄内）投与を3回まで繰り返す．

原因究明は，患者の全身状態，カルテ，家族からの聞き取りによる既往歴の調査などで行う．例えば，出血によって心静止やPEAになったのであれば，循環血液量の回復により心拍再開の可能性がある．治療が可能な原因として，4H4Tと呼ばれる8種類の病態がある．すなわちHypoxia（低酸素症），Hypovolemia（循環血液量減少），Hypo/hyperkalemia/Metabolic（低/高カリウム血症/代謝），Hypothermia（低体温），Tension Pneumothrax（緊張性気胸），Tamponade, cardiac（心タンポナーデ），Toxins（毒物），Thrombosis (Coronary, Pulmonary)（冠動脈血栓症，肺動脈血栓症）である．これらが原因であれば蘇生できるかもしれないので，よく調べる．

(9) 蘇生の中止

蘇生の試みに対して反応しなければ，心臓の酸素とエネルギー基質は枯渇し，心静止となる．蘇生の中止を考慮する際に参考となるような指標は存在しないが，CPR施行時間が15～20分間以上に及んだ際には，蘇生努力を中止すべきか否かの検討をはじめる．

その際の考察すべき要件には，心停止の原因，心停止前の状況，心停止の目撃の有無，無処置のまま経過した心停止時間，CPRの有効性と継続時間，可逆性病態に対する対応体制，そして氷温下での溺水，薬物中毒などの特別な状況のなどが含まれる．

〈佐久間泰司〉

索 引

和文索引

あ
悪性高熱症　48, 66
あご先挙上法　98
亜硝酸薬　38
アセチルコリン　56
アセトン　14
圧受容器　5
圧痛点　85
アドレナリン　5, 23, 112
アトロピン　112
アナフィラキシーショック　65
アミド型局所麻酔薬　17
亜硫酸ナトリウム　21
アルコール性肝臓障害　12
アルゴリズム　62
アルブミン　13
アロディニア　89, 94

い
イオントフォレーシス　90
意識下挿管　60
異常感覚　84
異食　68
イソフルラン　49, 54
痛み　84
一次救命処置　96
一般心理療法　91
医療面接　1
インスリン　13, 49, 49
インフォームドコンセント　68

う，え，お
うっ血性心不全　82
うつ熱　65
ウロビリノーゲン　14

エアウェイ　61
エーテル麻酔深度表　53
エステル型局所麻酔薬　17
鉛管現象　56

黄疸　14
オシロメトリック法　80
オトガイ孔　88
オトガイ孔伝達麻酔　31
音楽療法　91

か
カートリッジ　19

開口障害　32
開口度　2
外傷性神経障害　89
ガイドライン2005　96
解剖学的死腔　8
潰瘍　33
外来全身麻酔　66, 67
解離定数　17
下顎孔伝達麻酔　30
化学受容器　8
化学受容体　8
過換気症候群　35
拡散性低酸素症　44, 53
覚醒挿管　60
過呼吸　8
ガス麻酔薬　52
家族歴　2
過鎮静　40
活性化部分トロンボプラスチン　11
カプノメータ　61, 77
仮面高血圧　4
カルディオバージョン　104
カルバマゼピン　87, 88
カルバミノ化合物　10
眼窩下孔　88
眼窩上孔　88
換気血流量比　8
眼球心臓反射　5
間歇的圧迫装置　65
還元ヘモグロビン　63
患者の帰宅許可　47
間接ビリルビン　12
関節リウマチ　49
肝臓　17
ガンマナイフ療法　88
顔面神経麻痺　93

き
既往歴　2
気管支喘息　48, 49
気管切開　60
気管挿管　109
気管チューブ　60
気管内投与　112
気管麻酔の欠点　59
気管麻酔の適応　59
気管麻酔の利点　59
危険因子　2
帰宅許可　47, 71

帰宅条件　71
帰宅判定基準　45
喫煙　48
拮抗（リバース）　56
気道　2
気道管理　47
気道の確保　59, 98
気道閉塞　64, 105
揮発性麻酔薬　52
逆行性挿管　60
救急蘇生法　96
急性冠症候群　50
急性狭隅角緑内障　45
急性心筋梗塞　51
急性耐性　17
吸入鎮静法　40
吸入麻酔　52
吸入麻酔薬の排出　53
吸入麻酔薬のメカニズム　48
キューンの貧血帯　34
凝固時間　11
胸骨圧迫　101
胸式呼吸　7
狭心症　38, 50
恐怖　40
局所麻酔　16
局所麻酔薬アレルギー　36
局所麻酔薬中毒　23, 37
虚血性心疾患　4, 50
禁煙　7
緊急心血管治療　96
筋骨格性疼痛　90
筋弛緩　48
筋弛緩薬　56

く
空気塞栓　65
クスマウル型呼吸　8
グリコヘモグロビン　13
グルコース　13
クレアチンキナーゼ　51
群発頭痛　90

け
経口摂取制限　51
経口挿管　59
頸動脈小体　8
頸動脈洞反射　5
ケタミン　49, 54

経鼻挿管　59
血圧　3, 37
血圧計　79
血液／ガス分配係数　41, 52
血液一般検査　10
血液ガス　15
血液型　11
血液生化学検査　10
血管収縮薬による反応　36
血管痛　46
血小板数　11
血清総タンパク　13
血中尿素窒素　13
血糖　13
血尿　14
ケトン体　14
原則禁忌　23
現病歴　2
健忘　40, 44, 48

こ
降圧薬　49
口咽頭エアウェイ　108
抗凝固薬　49
口腔乾燥　85
口腔乾燥感　93
高血圧　4, 37, 48, 50
交差適合試験　11
咬傷　33
甲状腺機能亢進症　38, 49
甲状腺クリーゼ　38
喉頭鏡　60
高二酸化炭素血症　63
後負荷　5
誤嚥性（嚥下性）肺炎　64
五感　74, 79
呼吸　7
呼吸器系の評価　3
呼吸機能検査　6
呼吸数　8
呼吸の停止　64
呼吸のモニタリング　75
呼吸の抑制または停止　64
骨髄路確保　112
骨内注射　29
コリンエステラーゼ　13
コレステロール　13

さ
最小肺胞内濃度　53, 54
鎖骨下静脈　82
左室駆出率　6

三叉神経　85
三叉神経痛　86
三叉神経痛と他の疾患との鑑別　87
三叉神経痛の臨床症状の特徴　87
三叉神経麻痺　94
酸素解離曲線　9

し
ジアゼパム　45, 54
シアン中毒　63
歯科領域の全身麻酔の特徴　48
死腔　8
刺激伝導系　4
歯根膜内注射　28
持続的流出型吸入器　42
室内汚染　43
至適鎮静度　43, 46
至適鎮静濃度　44
自動体外式除細動器　96, 102
自動調節能　50
灼熱痛　84
シャント　8, 9
臭化スコポラミン　51
周術期心筋梗塞　51
重症筋無力症　45
重炭酸イオン　10, 15
手術危険度　51
出血時間　11
出血性ショック　65
術後管理　71
術前管理　68
術前処置　48
術前の評価　68
循環器系の評価　3
循環のモニタリング　79
小顎症　44
上顎神経前上歯槽枝伝達麻酔　31
笑気　41, 54
笑気・酸素混合ガス　43
笑気吸入鎮静器　42
笑気吸入鎮静法　40
笑気の室内汚染　43
小児・乳児のBLS　106
静脈確保　46
静脈内鎮静法　40, 44
静脈麻酔　54
常用薬剤　2
食道挿管と気管挿管の鑑別　61
徐呼吸　8
触覚・痛覚検査　85
ショック　65
自律訓練法　91

シリンジポンプ　45
心因性疼痛　91
侵害受容性疼痛　90
心胸郭比　6
心筋梗塞　38, 50
神経因性疼痛　86
神経血管減圧術　88
神経原性ショック　34, 65
心係数　5
神経ブロック　88
心原性ショック　65
人工呼吸　99
心室細動　104
心室性不整脈　18
浸潤　16
浸潤麻酔法　26
心静止　103
身体的因子　91
診断的局所麻酔　86
心タンポナーデ　82
身長　3
鍼通電療法　94
心停止　103
心電図　4, 38, 80
心電図の基本波形　80
心肺蘇生　96
心肺蘇生法　96
心拍出量　5
深部痛　90
心理テスト　91

す
水銀血圧計　79
水痘・帯状疱疹ウイルス　88
水疱　89
睡眠時無呼吸症候群　45
スコポラミン　52
ステロイドカバー　49
ステロイド薬　7
スプレー　19
スペクトル解析　75
スワン・ガンツカテーテル　83

せ
正円孔　88
星状神経節ブロック　89, 94
精神鎮静法　40
精神鎮静法の概念　40
精神的因子　91
生理学的死腔　8
舌咽神経痛　88
赤血球数　10

切歯孔伝達麻酔　31
舌痛症　85, 93
セボフルラン　49, 54
ゼリー　18
遷延性知覚麻痺　32
潜血　14
全身状態評価　1, 2
全身性エリテマトーデス　48
全身麻酔　48
全身麻酔の合併症　63
全身麻酔法　48
喘息　38
選択的セロトニン再取込み阻害薬　92
前負荷　5

そ
挿管困難　2, 61
総ビリルビン　13
ソーダライム　62
その他の検査　15

た
体重　3
帯状疱疹　93
帯状疱疹・帯状疱疹後神経痛　88
体性感覚誘発電位　75
体性痛　90
大腿静脈　82
大動脈弓　8
大動脈小体　8
蛇管　60
多血症　10
多幸感　43
多呼吸　8
脱分極型ブロック　56
弾性ストッキングの装着　65
単相性　111
単相性波形　111

ち
チアノーゼ　63, 76
チアミラール　49
チェーン・ストークス型呼吸　8
窒息のサイン　105
注射器　24
中上歯槽枝伝達麻酔　31
中心静脈圧　5, 82
中枢神経のモニタリング　74
中性脂肪　13
直接ビリルビン　12
鎮痛　48

つ，て
痛風　14
ツェルマーク・ヘーリング反射　5
低血糖性昏睡　38, 49
低酸素症　63
デクスメデトミジン　54
テトラカイン　22
電解質　11
電気ショック　105
電気治療　110
電撃痛　84, 86, 88

と
橈骨動脈　79
盗食　68
疼痛教室　91
疼痛性疾患　86
疼痛性障害　91
疼痛性ショック　34
糖尿病　49
糖尿病性昏睡　38
頭部後屈―あご先挙上法　98
動脈血液ガス分析　79
トランスアミナーゼ　12
トリガーポイント　85, 86, 90
トリガーポイント注射　92
努力性呼吸　8
ドロペリドール　56

な
内頸静脈　82
内臓痛　90
ナロキソン　56, 112

に
二次ガス効果　52
二次救命処置　96, 108
二相性　111
二相性波形　111
日本蘇生協議会　96
ニューロパシー　89
ニューロパシックペイン　86
ニューロレプト無痛法　56
尿検査　14
尿酸　14
尿素　13
尿タンパク　14
尿糖　14
尿比重　14
妊婦　41

ぬ，ね，の
濡れている患者　103
ネオスチグミン　56
熱希釈法　83
濃度効果　52
膿尿　14

は
肺活量　6
肺循環系　9
肺水腫　64
肺塞栓　65
肺動脈圧　83
梅毒　15
バイトブロック　61
肺胞換気量　8
肺胞死腔　8
肺毛細血管楔入圧　83
白衣高血圧　4
バソプレッシン　5
白血球数　10
パッド　102
鼻マスク　43
パラオキシ安息香酸メチル　24
バランス麻酔　48
鍼治療　90, 92
パルスオキシメータ　75
バルビツレイト　54
反応の確認　98

ひ
鼻咽頭エアウェイ　109
鼻呼吸　43, 44
鼻出血　60
ビスカス　18, 19
非脱分極型ブロック　56
非定型顔面痛（非定型歯痛）　92
皮膚貼付薬　103
肥満　44
表面麻酔法　26
びらん　33
ビリルビン　12, 14
ピロ亜硫酸ナトリウム　24
ピンインデックス方式　42
貧血　10, 48
頻呼吸　8

ふ
ファイバースコープ　60
不安感　40

フェイスシールド　100
フェイスマスク　100
フェリプレシン　20, 24
フェンタニル　56
負荷　5
不規則抗体　11
複合性局所疼痛症候群　89
腹式呼吸　7
副腎皮質機能不全　49
副腎皮質ステロイド薬　48
不整脈　4, 38
プライバシー　1
ふらつき　47
フラッシュバルブ　42
フラットラインプロトコル　110
プリロカイン　20
プリン体　14
フルニトラゼパム　45, 55
フルマゼニル　47, 56
プロトロンビン時間　11
プロピトカイン　20
プロポフォール　45, 49, 54
分圧勾配　52

へ
閉鎖腔　41, 52
ペインクリニックにおける診察法　84
ベインブリッジ反射　5
ペースメーカー　103
ヘーリング・ブロイエル反射　8
ヘパリンの投与　65
ヘマトクリット値　10
ヘモグロビン　9
ヘモグロビン・エイワンシー　13
ヘモグロビン量　10
ベル麻痺　94

片頭痛　90
ベンゾカイン　21
ベンゾジアゼピン系薬剤　44, 45

ほ
傍骨膜注射　27
ポリアンプ　19
ホルネル症候　89
本態性高血圧　50

ま
マクドウェル反射　5
麻酔深度　53
麻酔前回診　48
麻酔前投薬　48
麻酔前投薬の目的　51
マスク　61
末梢化学受容体　8
麻痺性疾患　93
マランパティの分類　2
慢性痛　92
慢性閉塞性肺疾患　6, 7

み, む, め
味覚異常　85, 93
ミダゾラム　45, 55

胸毛の濃い患者　103
無脈性心室頻拍　104
無脈性電気活動　103

迷走神経反射　5
メチルパラベン　21, 24
メトヘモグロビン血症　20
メピバカイン　21

も
盲目的挿管　60
モニタ　43, 45
モニタ指針　74
モニタ心電図　82
モニタリング　74, 75
問診　1, 2

や, ゆ, よ
薬物アレルギー　36, 48
薬理学的疼痛機序判別試験　89

有意識下鎮静　40
有害反射　48

余剰塩基　15
予防処置　65

ら, り, ろ
ラリンジアルマスク　61
卵円孔　88

理学検査　3
呼吸器系の評価　3
循環器系の評価　3
リザーバーバッグ　61
リスク判定　45
リドカイン　17, 112
リドカインテープ　20
硫酸アトロピン　51
硫酸アトロピンの副作用　52
両拇指包み込み法　107

ロンベルグテスト　47

英文索引

A
ACイオントフォレーシス　93
Advanced Life Support　108
AED　96, 102
Allodynia　89, 94
ALP　12
ALS　108
ALT　12
APTT　11
ASA　51
ASA分類　3

AST　12

B
Basic Life Support　96
BE　15
BIS　75
Bispectral Index　75
Bispectral Indexモニタ　53
BISモニタ　53, 56
BLS　96
BMI　3

BMS　93
BUN　13
Burning Mouth Syndrome　93
B型肝炎　15

C
Ca　12
ChE　13
Cl　12
CO_2ナルコーシス　63
Conscious Sedation　40

COPD 6
CRPS 89
CT 85
CVP 5
C型肝炎 15

D, E, F, G
Deep Sedation 40
Drug Challenge Test 86, 89

EF 6

F回路 60

GOT 12
GPT 12
Guedel 53

H
H₂受容体拮抗薬 64, 69
Hb 9
HbA1C 13, 49
HIV 15
Hugh－Jones 51
Hugh－Jones分類 6

I, J, K, L
ILCOR 96

Jannettaの手術 88

K 11
Kussmaulの大呼吸 38

LDH 12

M
MAC 53, 54
MCH 11
MCHC 11
MCV 11
MRI 85

N
Na 11
Nonshockable Rhythm 110
NYHA 51
NYHA心機能分類 3

P
Paco₂ 15
Pao₂ 15
PAP 83
PCWP 83
PEA 104
pH 15, 16
PLT 11
Premixed Gas 42, 43
P-R間隔 81
Psychosedation 40
PT 11

Q, R
QRS波 81

Ramsay Hunt症候群 93
Rh陰性 11
Rh陽性 11

S
SDS 85
Sellick法 64

SEP 75
SGB 89
Shockable Rhythm 110
SSRI 92
STAI 85
Stellate Ganglion Block 89
ST部分 82
S-Wモノフィラメント 85, 89

T, U
TIVA 56
TMI 85
TTT 12
T波 82

U波 82

V
Varicella Zoster Virus 88
VAS 84
Verrilleのサイン 46
Visual Analogue Scales 84
VZV 88

W, Z
WBC 10
Weber試験 87

ZTT 12

γ-GTP 12
1歳未満の乳児 103
1秒率 6
1秒量 6
4連神経刺激 57

あとがき

　歯科麻酔学，麻酔・生体管理学，歯科全身管理，歯科局所麻酔，歯科領域の麻酔法，臨床歯科麻酔学，モニタリング，救急蘇生など，タイトルはさまざまですが，歯科領域の麻酔に関するテキストブックは，本書を上梓するにあたり筆者が集めただけでも20冊近くに昇っていました．この領域を学習する人にとって，これらの中から選択できるということは望ましく，また，この分野が少しずつ認められるようになってきたともいえ，専門とする者のひとりとして素直に喜びたいものです．

　さて，本書の目的はもちろん，歯科麻酔学の基礎を全般的に理解していただくことですが，特に全体を眺め渡せることを目的としました．そのために，各執筆者には文章を特に大切に作るようお願いし，ページ数も減らして内容を凝縮したつもりです．若者の活字離れがいわれて久しくなりますが，敢えて文章を磨いていただくことでその理解を深めようと企図したのです．初めてこの分野に入り込む者にとって，内容を理解するには，文章を十分な時間をかけてじっくりと読む必要があると筆者は考え，本書を企画しました．

　内容を理解しながら活字を追うことにはかなりの努力を必要とします．知らない単語を調べたり，眠気と戦ったりするなどの苦労をしなければなりません．しかし，これは新しい領域・分野に踏み入るためには通り過ぎなければならない「関門」と筆者は考えます．ここを通過すれば，試験対策としてはいうまでもなく，学問としての発展，さらには（これが最も重要ですが）将来，多くの読者が直面する臨床での対応に必ず役に立ちます．

　そもそも本書で扱っている分野は臨床歯科医学の典型的な一分野で，学術より技術が先行しています．その技術を習得するためにも，部分的な精緻さを求めるより，まず，全体を摑むことはその後の学習者の技術的発展に大いに貢献するでしょう．どうか辛抱強く読んでいただければ幸甚です．

　最後になりましたが，本書を編集するにあたり，（財）口腔保健協会には大変にお世話になりました．ここにお礼を申し上げます．

深山　治久

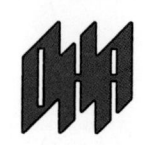

執筆者一覧

監修	海野雅浩	（東京医科歯科大学大学院医歯学総合研究科 口腔機能再構築学系専攻 口腔機能再建学講座麻酔・生体管理学分野）
編著	深山治久	（鶴見大学歯学部歯科麻酔学教室）
	大井久美子	（長崎大学大学院医歯薬学総合研究科 医療科学専攻展開医療科学講座歯科麻酔学分野）
	佐久間泰司	（大阪歯科大学歯科麻酔学講座）
	嶋田昌彦	（東京医科歯科大学大学院医歯学総合研究科 口腔機能再構築学系専攻 口腔機能再建学講座疼痛制御学分野）
	長坂　浩	（明海大学歯学部総合臨床医学講座麻酔学分野）
	三浦雅明	（埼玉県総合リハビリテーションセンター　歯科診療部）
	吉田和市	（神奈川歯科大学 生体管理・医歯学系生体管理医学講座麻酔科学分野）

(敬称略)

歯科麻酔の正しい理解

2008年7月31日　第1版・第1刷発行

　　　　監　修　海野雅浩
　　　　編　著　深山治久，大井久美子，佐久間泰司
　　　　　　　　嶋田昌彦，長坂　浩，三浦雅明
　　　　　　　　吉田和市
　　　　発　行　財団法人　口腔保健協会

〒170-0003　東京都豊島区駒込1-43-9
振替 00130-6-9297　Tel. 03-3947-8301（代）
Fax. 03-3947-8073
http://www.kokuhoken.or.jp/

乱丁，落下の際はお取り替えいたします．　　　　　　印刷／三報社印刷・製本／愛千製本

Ⓒ Haruhisa Fukayama, et al. 2008, Printed in Japan ［検印廃止］
ISBN978-4-89605-245-9　C3047

本書の内容を無断で複写・複製・転写すると，著作権・出版権の侵害となることがありますのでご注意ください．
JCLS ＜日本著作出版権管理システム委託出版物＞
本書の無断複写は，著作権法上での例外を除き禁じられています．複写される場合は，そのつど事前に
日本著作出版権管理システム（Tel. 03-3817-5670, Fax. 03-3815-8199）の許諾を得てください．